L'HYGIÈNE

DE

LA BEAUTÉ

DU MÊME AUTEUR

ENVOI *franco* CONTRE MANDAT-POSTE

L'Hygiène de la Beauté

(FORMULAIRE COSMÉTIQUE)

PAR LE

Dr E. MONIN

Secrétaire général de la Société française d'Hygiène,
Chevalier de la Légion d'honneur,
Officier de l'Instruction publique.

—————

Nouvelle édition. — Huitième mille

*Augmentée de formules très efficaces, tirées de la pratique journalière
de l'auteur.*

—————

PARIS

OCTAVE DOIN, ÉDITEUR

8, PLACE DE L'ODÉON, 8

AVANT-PROPOS

DE L'ÉDITEUR

Ce manuel se divise en deux parties bien distinctes.

La première comprend les généralités sur la *Beauté et son hygiène ;* la deuxième, les particularités les plus pratiques de l'art de la *cosmétique*. La première partie revêt l'attrayante livrée de la *vulgarisation*. La deuxième, à allures plus techniques, ne peut dépouiller entièrement l'aridité, inséparable de tout *formulaire*.

Le public éclairé et intelligent a fait aux premières éditions de cet ouvrage un accueil, dont l'éditeur et l'auteur se sont montrés reconnaissants : ils ont, en effet, pris à tâche d'améliorer sans cesse, dans le sens, le plus pratique, les diverses parties de cette œuvre à grand succès, traduite, démarquée, imitée et (nous devons le dire) *pillée*, de tous les côtés : ce qui est la plus incontestable preuve des immenses services qu'elle a pu rendre à la cause éternelle de l'hygiène somatique !...

Par les corrections et les additions nombreuses qu'elle présente, cette nouvelle édition méritera pleinement (croyons-nous) les éloges que la Presse des deux mondes a bien voulu décerner, libéralement, à ses aînées. Lisez, notamment, cette appréciation du Dr Lewinson, auteur de la traduction russe (*Saint-Pétersbourg*, Savorine, 1887) :

« *Cet ouvrage présente de sérieux*
« *avantages sur tous les autres traités*

« *similaires. L'auteur est, avant tout,*
« *un savant, qui se place toujours sur*
« *le terrain strictement scientifique.*
« *Mais son langage littéraire impres-*
« *sionne, surtout, par une absence*
« *complète de ce pédantisme étroit, qui*
« *est le fond ordinaire de la philoso-*
« *phie courante.* »

Lisez aussi ce petit extrait, emprunté à la *préface* de la *traduction anglaise* du professeur Jam. Cardwell (1892, Baillière, Tyndall and Cº, London) :

« Le Dʳ Monin, écrit M. Cardwell, a
« acquis, à Paris, une réputation bien
« méritée, comme spécialiste dans toutes
« les questions relatives à l'hygiène du
« teint et à la santé de la peau. L'auteur
« a, en outre, le don de rendre les per-
« sonnes les moins familières avec l'étude
« de la médecine, accessibles à cet art et

« à sa compréhension : son talent, sous ce
« rapport, est hors de pair......

« Aussi, l'*Hygiène de la beauté*, véri-
« table *vade-mecum* du beau sexe, ne
« renferme que d'excellents préceptes,
« élucidés de façon aisée et élégante. J'ai
« traduit ce livre afin de combler un vide
« dans notre littérature anglaise hygié-
« nique. »

OCTAVE DOIN.

Paris, 1895-96.

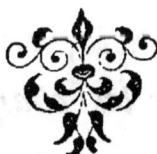

LETTRE-PRÉFACE

DE LA PREMIÈRE ÉDITION (1886)

Mon cher Docteur,

Enseigner aux femmes qui sont belles l'art de le demeurer longtemps, et l'art de le devenir à celles qui ne le sont pas, ne vous laissez pas dire que ce soit là une mission frivole ! Si, véritablement, — comme je le crois après vos épreuves lues, — vous avez indiqué dans ce livre, œuvre de savant et d'artiste, quelques moyens sûrs de conserver les charmes féminins ou d'en créer l'illusion, vous aurez rendu à l'humanité un incomparable service ; car une parfaite joie, un enchantement sans pair ne nous viennent-ils pas de la contemplation des beaux visages qui sourient? Mais vous n'aurez pas seulement contribué à faire de cette terre un paradis, vous aurez préparé un accroissement de splendeur et d'extase au Paradis lui-même! Ceci pourrait paraître douteux et obscur si je ne vous racontais un songe que j'ai eu et dont on pourrait faire un conte sous ce titre :

LA SUPRÊME VERTU

Oui, j'ai fait un rêve charmant. J'étais dans le Paradis. Je voyais, deux à deux, les onze mille vierges se promener le long de cette avenue d'étoiles, que nous appelons la Voie lactée. C'était comme la procession d'un pensionnat interminable d'anges. De temps

en temps, elles s'arrêtaient pour cueillir des
fleurs de lumière, les effeuillaient, rayon à
rayon, — ainsi les enfants d'ici-bas effeuil-
lent des marguérites, — ou s'en faisaient des
bouquets de corsage ; et leurs causeries à voix
basse, mêlées de petits rires, semblaient le ga-
zouillement d'un million d'oiseaux. Mais
quand j'eus marché derrière elles pendant
beaucoup d'années, — car le Paradis est un
séjour très vaste qu'on ne visite pas en quelques heures, — je me trouvai dans un lieu si
magnifique, que j'en eus l'âme éperdue et les
yeux éblouis ! Non, les plus belles aurores de
nos ciels inférieurs, nos pleins midis aux
blancheurs de fournaises, l'incendie des cou-
chants sur la mer, ne sauraient donner une
idée de cette clarté douce à la fois et terrible
que traversent de silencieuses volées de sé-
raphins, plus lumineuses que le jour. Et cette
clarté infinie, immense épanouissement
d'éclair, diffus en une douceur d'aube, était

_de la joie, de l'amour, de la vie. En chaque
lueur brillait une vertu, en chaque flamme
s'allumait une ivresse. Je me sentais comme
illuminé de candeur et de charité, de passion
et d'extase. Le soleil de cette ineffable ciel doit
être un Cœur, un Cœur démesuré, qui se
verse et rayonne intarissablement !_

_Cependant mes regards peu à peu s'accou-
tumèrent à tant de splendeur; alors je dis-
tinguai parmi elle, mêlés à elle, les Élus et
les Élues; ce fut un délicieux spectacle. Sur
des gradins d'albâtre diaphane comme de la
neige faite de lumière gelée, ils se tenaient
assis, les uns vêtus de pourpre, les autres
d'hyacinthe, et dans leurs yeux levés vers
quelque prodigieuse vision, que je n'aperce-
vais pas hélas ! dans le sourire immuable de
leurs bouches, dans l'adoration de leurs bras
tendus, il y avait l'inexprimable délice des
voluptés parfaites._

Je m'approchai d'une Élue, et je me mis à

genoux, la contemplant. Agenouillés comme
moi, des Chérubins agitaient devant elle des
encensoirs d'argent, et chantaient ses louanges.
Elle écoutait. Elle était pensive et charmée.

— O bienheureuse, lui dis-je, il me semble
qu'à vous voir un peu de votre bonheur m'enveloppe et me pénètre. Si, parfois, vous con-
sentez à vous distraire de votre éternelle
béatitude, parlez-moi, je vous en conjure. A
ce pauvre homme qui vient de la terre et doit
y retourner, qui est condamné à errer longtemps encore peut-être dans la forêt des ten-
tations et des épreuves, dites par quelle vertu
ou par quelle pénitence vous avez mérité de
prendre place dans le chœur divin des Ames,
et d'être louée par ces Chérubins aux encensoirs d'argent?

Elle abaissa ses prunelles qui, pour m'avoir
regardé, un instant s'obscurcirent, et, d'une
voix si pareille à un chant que je crus qu'un
rossignol parlait :

—*J'étais pieuse, me dit-elle. J'avais quitté le monde pour m'enfermer dans un cloître; bien que la règle fût rude, je la trouvais trop douce encore ; je me plaisais aux macérations, aux jeûnes, aux cilices ; je passais tous mes jours en oraison, presque toutes mes nuits en prière. Je ne savais même pas qu'il y eût sur la terre de jeunes filles qui vont dans les bois avec leurs fiancés et de jeunes mères qui jouent avec leurs petits enfants. C'est à des reliques que je donnais des baisers. Et quand venait de sonner, avant le crépuscule du matin, la cloche qui éveille les épouses du Seigneur, je ne me plaignais pas des dalles de la chapelle, froides sous mes pieds nus.*

Je m'approchai d'une autre Élue, qui semblait plus heureuse encore que celle à qui j'avais parlé. Elle était si rayonnante que le jour paradisiaque, tout splendide qu'il fût, s'éclairait d'elle ! Mêlées à des Chérubins, des Principautés et des Dominations chantaient

ses louanges en agitant des encensoirs d'or.
Elle écoutait. Elle était pensive et radieuse.

Je m'agenouillai en tremblant.

— O sainte adorable, lui dis-je, il émane
de vous tant de lumière et de feu que mon
âme tressaille et s'effare et se serre comme une
feuille sèche en un grand vent de flamme. Si
vous daignez quelquefois vous détourner de
votre joie infinie, parlez-moi, de grâce ah!
de grâce, parlez-moi. Je suis un des mornes
habitants de la terre, où les douleurs sont si
nombreuses et si rares les joies. A ce pauvre
homme qui a beaucoup pleuré et qui n'a guère
souri, qui traînera de longs jours encore dans
l'ombre et la détresse du bas monde, dites
quels mérites vous ont valu de revêtir un tel
éclat, de reconnaître de telles joies, et d'être
louée par des Dominations et Principautés
qui agitent des encensoirs d'or?

Elle inclina sa tête, d'où ruisselèrent des
rayons ; et d'une voix pareille au soupir d'une

harpe céleste qu'une aile en passant frôla :

— J'étais charitable, me dit-elle. Je n'imi-
tais pas celles qui, dans le rire des fêtes, ou-
blient les misérables et lès désespérés ; et je ne
me bornais pas à l'inactive prière, aux vaines
macérations. Je visitais les pauvres ; je n'avais
rien qui ne fût à eux. On me connaissait dans
les mansardes où l'on pleure ; on cessait d'y
pleurer quand j'arrivais. Assise, la nuit,
dans de tristes logis, je chantais des chansons
aux berceaux orphelins ; je consolais les
veuves ; je donnais aux vieillards restés seuls
l'illusion des enfants disparus. Le lendemain
de ma mort on ne trouva point dans l'armoire
de draps pour m'ensevelir, parce que j'avais
déchiré toute la toile pour faire des chemises
aux petits mendiants du chemin.

Alors, je me dis que l'on a bien raison de
recommander aux âmes la prière et la charité,
puisque de telles, félicités et de telles gloires
en sont le prix ! En même temps je ne pus

m'empêcher d'éprouver une grande tristesse
avec une grande pitié; à cause de tant de
jeunes femmes sur la terre, qui, ayant d'autres soins, ne prient que rarement, achètent
parfois des joyaux ou des fleurs avec l'argent
qu'on pourrait employer en aumônes. « Quoi!
pensais-je, ne s'asseoiront-elles pas un jour,
vêtues d'hyacinthe ou de poupre, sur ces
gradins d'albâtre diaphane? » Mais j'aperçus,
un peu plus loin, une Élue si resplendissante
et qui paraissait perdue en une si délicieuse
extase que les deux autres ne lui étaient pas
comparables; elle différait de ses voisines
autant que celles-ci différaient des filles de la
terre; je ne la voyais qu'à travers un éblouis-
sement qui m'incendiait les yeux. Les langages
humains n'ont pas de mots qui puissent dire
son miraculeux éclat. Elle était comme une
touffe de fleurs et de neiges de flamme. Et ce
n'étaient pas seulement quelques Chérubins,
avec des Principautés et des Dominations,

qui chantaient ses louanges ; mais tous les esprits des neuf chœurs et des trois hiérarchies s'agenouillaient devant elle en agitant des encensoirs de diamant .

Je me prosternai, fermant les yeux.

— O la plus merveilleuse et la plus heureuse des Élues ! balbutiai-je ; certainement, pour mériter une aussi surhumaine splendeur, une aussi divine béatitude, vous devez avoir pratiqué les plus sublimes vertus. Vous avez prié, vous aussi, mais avec une ferveur inconnue à toutes les filles des hommes ; vous avez fait l'aumône, vous aussi, mais avec un tel acharnement de charité, avec un si complet oubli de vous-même que vous vous laissiez mourir de faim, peut-être, à côté du pain réservé aux vagabonds de la route. O très pieuse ! ô très miséricordieuse ! priez pour moi, grande sainte !

Elle me regarda. Ses yeux étaient si splendidement lumineux que mon obscurité même n'y put mettre un reflet d'ombre.

— Non, dit-elle, je ne priais point, et si je me levais tôt ou si je me couchais tard, ce n'était pas pour aller porter des aumônes aux mansardes.

J'étais plein d'étonnement, je demandai :

— Quel est donc le mérite, incomparable bienheureuse ! qui vous a permis d'obtenir une aussi haute gloire ? Qu'avez-vous fait, qu'étiez-vous, — vous en qui sont, plus qu'en toute autre, les paradisiaques ivresses, vous que loue et qu'adore, avant toute autre, la céleste milice, — pour que le Seigneur vous ait jugée digne d'une telle récompense ? Quelle fut, parlez, votre vertu ?

— J'étais belle, me dit-elle.

Tel fut mon rêve, cher Docteur, et, s'il n'a point menti, les femmes, pour

faire leur salut, n'auront qu'à lire votre
livre qui peuplera d'incomparables élues
l'éternité des cieux !

Bien à vous,

CATULLE MENDÈS

Paris, 28 Janvier 1886.

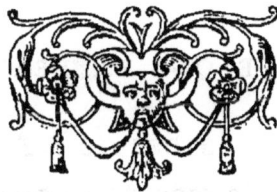

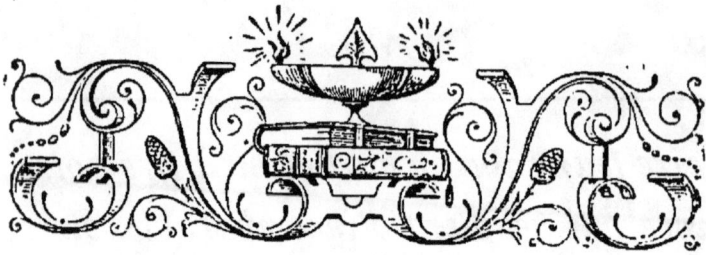

HYGIÈNE
DE LA BEAUTÉ

I

QU'EST-CE QUE LA BEAUTÉ?

Qu'est-ce que la beauté ? Avec Aristote, vous nous laisserez, si vous voulez bien, adresser cette question aux aveugles. Le mot *beauté* s'applique, d'ailleurs, presque exclusiment à la femme. Le sexe laid a le droit, il est vrai, de faire, jusqu'à un certain point, son profit des préceptes et conseils donnés au beau sexe pour la conservation et l'amélioration de sa beauté. Mais l'homme peut être laid : il

I

peut même abuser de cette permission [1]. La
beauté est, au contraire une obligation pour la
femme : il ne saurait y avoir, dans le beau
sexe, d'inégalité plus réelle que celle de la
beauté. Elle est la seule obligation de la
femme, disent les sceptiques : « La beauté,
c'est toute la femme. » (P.-J. Proudhon.)

L'hygiène a incontestablement une large
part dans l'ornement du corps, dans l'accroissement de ses charmes, dans la correction de
ses défauts. La *cosmétique* est un chapitre de
l'hygiène : arme à deux tranchants peut-être,
ars metuendissima,... du temps de Martial.
Mais la science moderne a perfectionné la
cosmétique comme tout le reste. De plus,
l'*orthopédie*, science moderne, nous est née,
pour modifier mécaniquement la nature et
épuiser les difformités congénitales ou ac-
quises [2].

Il appartient donc à l'hygiène (qui est la

[1] Un homme qui a du mérite et de l'esprit n'est jamais laid.
(La Bruyère).

[2] Voir Dr E. Monin : *l'Orthopédie*, préface du *Traité des
bandages*, de Rainal.

vraie médecine de l'avenir, la médecine pré-
ventive) de fortifier et d'ennoblir cet ensemble
harmonieux se recommandant extérieurement
par l'unité pure des formes et le juste ordon-
nancement des proportions : nous venons,
croyons-nous, de définir la *beauté*. La santé est
la gaine qui enveloppe cette perle : c'est l'or-
donnatrice et la vraie conservatrice de la
beauté. Ou, pour parler d'une façon plus précise, l'hygiène donnera à chacun le *maximum* de
beauté dont il est capable. Mais il faut qu'elle
veille, dès l'enfance, sur l'individu. Il faut que
l'habitude et l'éducation physique assurent le
maintien chez l'enfant et répriment ses mauvaises attitudes, scolaires ou autres ; qu'elles
confèrent à tous ses mouvements la grâce, la
précision, l'adresse ; qu'elles éloignent, enfin,
de lui toutes causes de détérioration et de
déchéance physiques.

❧

Le rachitisme, par les déformations qu'il
imprime au corps, en déviant la colonne vertébrale et pliant les os longs des membres

fait, pour l'avenir, obstacle à toute beauté, même relative. Eh bien ! l'hygiène peut beaucoup pour la prévention du rachitisme. L'enfant pourvu d'une alimentation appropriée à son âge, élevé dans une habitation sèche, lumineuse, aérée ; soumis aux modificateurs généraux, aux toniques, à la gymnastique, etc., échappera au rachitisme et à ses conséquences, terribles pour l'orthomorphose. Autre exemple : La scrofule, avec ses cicatrices hideuses, son coryza chronique, son ozène, ses éruptions de la peau et du cuir chevelu, ses cils chassieux, ses lèvres grosses, ses dents mauvaises, etc., la scrofule peut être également ment enrayée par le bon air, le soleil et les soins médicamenteux appropriés [1].

Et (sans parler plus longtemps de ces grandes maladies générales, trop souvent héréditaires ou innées, et où la médecine la mieux entendue est parfois impuissante), l'hygiène ne peut-elle pas, dès le berceau, veiller sur les

---

[1] Voir les chapitres consacrés à la scrofule et au rachitisme dans les *Propos du Docteur*, par le Dr E. Monin (Giraud, éditeur, 1885).

cheveux, les dents, les yeux, les oreilles ; guérir les malformations de la peau, les envies, les taches érectiles, les verrues, etc... ? La *scoliose* est le dérivé fréquent des mauvaises attitudes scolaires, de la sédentarité et du mauvais éclairage : *scoliose* pourrait avoir le mot latin *scola* pour étymologie, s'il ne dérivait du verbe grec *scolioô* (dévier) !

Pour ce qui est des dents, elles jouent, n'est-il pas vrai ? un grand rôle, dans la beauté du visage. Eh bien ! l'art doit presque fatalement intervenir, vers la sixième ou septième année, pour empêcher les accidents qui tiennent à un manque de proportion entre l'alvéole et les dents. Alors, un praticien habile, par des extractions bien combinées, par de petites opérations, par des redressements à l'aide du *plan incliné,* pourra empêcher l'allongement des dents, leur poussée irrégulière, leur disgracieuse saillie en avant. C'est ainsi et seulement ainsi, que l'on obtiendra, pour l'avenir (en y joignant quelques soins hygiéniques habituels) une denture normale et dont la disposition sera régulière et superbe.

Pour les oreilles, on veillera à ce que leurs pavillons ne s'écartent pas de la tête : pour cela, on ne les laissera jamais en dehors de la coiffure infantile. On évitera de les tirer, de les déformer par l'usage absurde de la boucle d'oreilles,... etc.

⟫⟫⟪⟪

« Deux beaux yeux, il n'est pas d'éloquence pareille ! »

a écrit notre prosaïque poète Ponsard. Mais aussi, quoi de plus affreux que la direction anormale de la ligne visuelle ? Eh bien ! on peut empêcher un enfant de loucher : la prévention du strabisme existe. On atteint le but par des traitements généraux, d'abord : par l'occlusion d'un œil, l'électrisation, les collyres à l'atropine, l'usage de verres ou de prismes correcteurs, ou celui des coquilles percées qu'on nomme vulgairement *louchettes* : enfin, par les exercices orthoptiques et stéréoscopiques bien combinés.

Si tous ces moyens échouent, en dernier ressort, on a recours à des opérations, sections

musculaires et tendineuses, dont le manuel
varie selon les cas, mais qu'il importe, par-
dessus tout, de pratiquer sans trop attendre.

La beauté extérieure des formes est évidemment variable, selon l'idéal esthétique des
divers peuples[1] :

> Le sel est doux aux uns, le sucre amer aux autres...
> Charnellement se joindre avec sa parenté,
> En France, c'est inceste; en Perse, charité :
> Tellement qu'à tout prendre, en ce monde où nous sommes,
> Et le mal et le bien dépend du goût des hommes.

a dit notre vieux poète Mathurin Regnier.

Si vous voulez le type de l'idéale callis-
thénie, prenez les cheveux des femmes du
Gange, le nez des Grecques, la bouche des
Anglaises, le teint des Allemandes, la taille des
Géorgiennes, les pieds des Chinoises, les dents
des Éthiopiennes, les bras des Flamandes, les
jambes des Italiennes, les yeux des Andalouses
et la grâce des Parisiennes!

---

[1] Burton dit qu'une femme, belle pour nous, Européens,
l'est pour le monde entier. Mais Darwin doute (avec raison)
qu'un bon noir préfère, à une négresse de bonne mine, la plus
belle des blanches.

Nous autres Occidentaux, que demandons-nous à la femme belle ? Une peau blanche, fine, lisse, animée de teintes fraîches. Telle peau, telle beauté, et nous pouvons dire aussi : telle santé, tant les rapports sont grands entre les fonctions et les organes ! Les chairs doivent être fermes et douces au toucher, les formes ondulées, l'embonpoint moyen. D'ailleurs, la beauté différera sensiblement suivant la nuance claire ou foncée des cheveux.

La beauté blonde est plus brillante, plus gaie, plus féminine ; la beauté brune est plus solennelle, plus touchante, plus mâle...

Le poète arabe est très exigeant : il réclame les qualités suivantes :

Quatre choses *noires* : cheveux, cils, sourcils, pupilles.

—   —   *blanches* : peau, globe de l'œil, dents, jambes.

—   —   *rouges* : langue, lèvres, gencives, pommettes.

—   —   *rondes* : tête, cou, avant-bras, chevilles.

—   —   *longues* : dos, doigts, bras, jambes.

—   —   *larges* : front, yeux, reins, hanches.

Diaboli virtus in lumbis, disait saint Jérôme, qui s'y connaissait.

Quatre choses *étroites* : sourcils, nez, lèvres...
—   —   *charnues* : joues, cuisses, fesses, mollets.
—   —   *petites* : oreilles, poitrine, mains, pieds[1].

Nous ne discuterons pas la valeur de ces attributs. Mais nous remarquerons que la moitié au moins d'entre eux (les choses rouges, rondes, charnues, etc.) sont purement et simplement des reflets de la santé physique. Elle seule est capable de donner au teint l'éclat radieux de la jeunesse et de la fraîcheur ; aux yeux et à tout le visage, l'expression accomplie qui nous charme et nous attire. Tandis que la mauvaise hygiène, les diathèses, les orages et les tares organiques sèchent et décolorent la peau, rident les traits du visage, impriment aux téguments des tonalités jaunes ou verdâtres ; aux ongles, aux dents, aux cheveux, etc., les stigmates de la nutrition vicieuse.

---

[1] Joachim Blanchon, poète du xvie siècle rectifie ainsi cette nomenclature de beauté :

« Trente points à la femme il faut pour être belle :
Trois de blanc, trois de noir, trois de rouge couleur,
Trois grêles, six étroits, trois de large modèle
Trois de court, trois refaits, trois de longue valeur... » etc.

La concordance est constante : toujours l'harmonie fonctionnelle organique a son reflet
visible dans l'harmonie esthétique des formes.
« La santé, selon un aphorisme du grand phi-
losophe-médecin von Feuchtersleben, la santé
n'est autre chose que la beauté dans les fonctions de la vie. » Or,

Platon l'a dit lui-même :
La beauté, sur la terre, est la chose suprême.

Concluez donc, chères lectrices... et pros-
ternez-vous devant la toute-puissante déesse
Hygie !

Ce qui prouve bien, du reste, les rapports
étroits qui unissent la santé et la beauté, c'est
l'*hérédité* de cette dernière. Archidamus, roi
de Sparte, fut condamné à payer une grosse
amende pour avoir épousé une femme laide
et chétive, qui ne pouvait lui donner des
princes beaux, comme il en fallait alors pour
commander aux peuples. La beauté est héréditaire comme le sont, en général, toutes les
qualités des tissus organiques.

La loi de l'hérédité plane sur tous les êtres

vivants et assure la perpétuité des espèces. L'art de procréer de beaux enfants, — la *callipédie* des anciens, est sûrement conjectural. Mais il est certain que de la vigueur physique et morale des conjoints, dérivent des produits supérieurs. Les enfants faits, au contraire, par des parents malades, fatigués au moral et au physique, ne sauraient jamais être de beaux enfants. Combien d'idiots et d'épileptiques ne sont que des produits conçus au milieu de l'ivresse !

Hésiode prescrivait la continence au retour des enterrements, de crainte que les époux ne vinssent à produire des sujets névropathiques. Galien, consulté un jour par un peintre très laid, affligé d'une progéniture plus laide encore, lui conseilla d'entourer son lit nuptial de trois statues de Vénus. Ne demandons pas si le moyen indiqué réussit au client de notre grand ancêtre : mais applaudissons à la haute valeur morale de l'apologue [1]...

---

[1] Pour la prévention des vices et arrêts de développement embryonnaire, consulter notre *Hygiène des sexes*, chapitre de la *Fécondation.*

En résumé, sous le titre d'Hygiène de la beauté, nous nous proposons d'écrire une série de causeries destinées à vulgariser les préceptes capables de maintenir la validité et l'harmonie des organes dont l'ensemble relatif constitue ce qu'on est convenu d'appeler la *beauté*. Le beau n'a pas besoin d'être décrit. Les métaphysiciens disent que « c'est la splendeur du vrai ». Cette définition ne définit rien ; cependant elle répond à une idée exacte et bien scientifique. En effet, en matière d'expression, ainsi que le fait remarquer Bichat, où finit la vérité, commence la grimace : tant sont étroites les bornes dans lesquelles la nature a circonscrit le vrai...

La beauté est le reflet, ou si l'on aime mieux, la forme tangible de la santé. C'est pourquoi, l'on trouvera dans ce manuel, écrit par un médecin, moins de digressions esthétiques que de préceptes d'hygiène. Lorsque Balzac définissait la laideur « une douleur que l'on conserve toute sa vie », il méconnaissait la toute-puissance palliative et corrective de l'art médical. La protéiforme Esculape peut

être tout, même parfumeur; car nous verrons,
par la suite, qu'il y a des *médicaments cosmétiques* comme il y a des médicaments aliments :
Natura non facit saltus.

Ce n'est pas d'aujourd'hui que l'on se préoc-
cupe d'accroître la beauté par l'hygiène. Les
anciens avaient poussé très loin la poursuite
des secrets de l'art cosmétique, et Cléopâtre
en avait, paraît-il, réuni un très grand nombre
dans son livre « *De medicamina faciei* », malheureusement brûlé par l'incendie d'Alexan-
drie.

L'hygiène ne peut évidemment que peu de
chose pour la proportion des traits : mais elle
peut, en revanche, beaucoup pour le teint et
l'expression gracieuse, éléments non moins
importants de la beauté faciale.

La mission éternelle de la femme est de
plaire à l'homme. Elle doit donc faire tout
pour acquérir et augmenter en elle la *beauté*,
« promesse du bonheur » (Stendhal). Un
homme qui a du mérite et de l'esprit n'est
jamais laid : une femme, chez qui la grâce et
la beauté sont absentes, verra toutes ses autres

qualités réduites à *zéro*, faute de l'*unité* qui les fasse valoir !

« Les jolies femmes meurent deux fois, » dit Fontenelle.

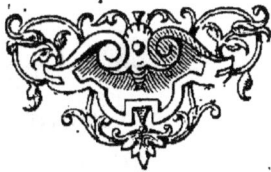

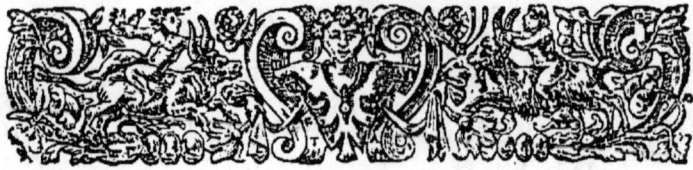

II

OBÉSITÉ ET MAIGREUR

LA beauté n'est pas compatible avec ces deux extrêmes. Comme la vertu, elle se tient dans le juste milieu.

Quand l'embonpoint s'exagère, les formes du corps deviennent monstrueuses : la graisse s'accumule au bas des joues, triple le menton, cuirasse le tronc et l'abdomen, matelasse les parois de la poitrine. La taille ne tarde pas à se déformer, puis à disparaître ; la figure perd son expression ; des chairs molles et bouffies infiltrent les lignes du visage et empâtent ses mouvements. Le poids du siège et celui du ventre deviennent fort pénibles chez les obèses,

surtout en été; les mouvements sont difficiles;
l'action de se baisser, la position couchée,
sont alors autant de supplices. La polysarcie
abdomino-crurale prédispose aux hernies (surtout à celle de l'ombilic), et à l'eczéma inter-
trigineux. Elle compromet d'importantes fonctions. On peut le dire en latin : *pinguia cor-
pora Veneri inepta,* ce que la Sagesse des na-
tions a librement traduit : *Bon coq n'est jamais
gras.* Réciproquement, les eunuques orientaux
et les soprani de Saint-Pierre de Rome se faisaient remarquer par l'opulence de leur tégument graisseux.

Quelles sont les causes qui augmentent les
proportions du tissu adipeux ? Parfois l'obésité
est congénitale, et l'enfant naît avec des proportions qui rendent l'accouchement fort difficile. Souvent aussi, elle est héréditaire, et
survient vers l'âge de trente-cinq ans : sur une
statistique de 38 obèses, Chambers a rencon-
tré, dans 22 cas, l'hérédité. Dans ces cas, les
sujets ont un tempérament lymphatique carac-
térisé; ils vivent confinés dans l'oisiveté d'une
existence indolente et monastique, dépourvue

de travail physique et soigneusement à l'abri
des peines morales. Car l'obésité est, à n'en
pas douter, un de ces maux rentrant dans le
cadre étiologique ingénieux, créé par Mme de
Sévigné, de ces affections qui viennent d'avoir
« le cul sur selle ». La fréquence de la polysarcie chez les bureaucrates et chez les ecclé-
siastiques prouve clairement l'action de la
tranquillité de corps et d'esprit sur le développement du tissu graisseux. Les idiots, qui
réalisent, pour ainsi dire, le type idéal de cette
double tranquillité, dépensent le peu qu'ils
ont de vitalité organique à amasser beaucoup
de graisse.

Les préparations arsénicales, et surtout mer-
curielles (Liégeois), sont aussi des causes de
prolifération adipeuse. Le rajeunissement organique et le mouvement nutritif exagéré
que provoque la convalescence, peuvent
aussi, parfois, et cela se conçoit aisément,
amener l'état polysarcique et l'installer défini-
tivement chez certains sujets.

L'envahissement des tissus par la graisse
survient surtout vers trente ou quarante ans.

2

Il atteint avec prédilection la femme, à cause de sa vie sédentaire, et simule parfois chez elle l'état de grossesse (*grossesse graisseuse* des vieux auteurs). Les prostituées, surtout, alcooliques et inactives, tournent rapidement en graisse. L'obésité envahit la femme principalement à la ménopause, quand se ferme ce que l'on peut appeler la *soupape de sûreté* de l'organisme féminin. Aussi, quand vous entendez dire que l'âge critique est l'enfer du beau sexe, soyez persuadé que c'est moins à cause des maladies qui menacent la femme à cette époque, qu'à cause des déformations navrantes de sa taille par un disgracieux développement de la graisse.

Si la déviation de nutrition qui constitue l'obésité reconnaît pour cause certaine « pas assez de dépenses », son facteur primordial est « trop de recettes ». L'origine de la polysarcie est, presque toujours, dans l'exagération alimentaire, et surtout dans l'abus des aliments gras, féculents et sucrés, dont la transformation graisseuse est une des conditions de notre chimie biologique. Mais il paraît probable surtout d'après les expériences de Schmidt sur des chiens, que même les aliments azotés exclusifs, albumine, fibrine, caséine, etc., à la faveur d'opérations chimiques encore mal déterminées, sont capables de se transformer dans l'organisme vivant en matières grasses, puis de s'organiser en tissu adipeux. Ainsi, dans l'organisme mort, on voit les tissus musculaires longtemps enfouis dans certains terrains humides, se transformer en matières grasses; c'est ce que notre Fourcroy nommait *gras de cadavre.* Mais ce sont principalement les substances alimentaires graisseuses qui créent la polysarcie : certains estomacs les tolèrent d'une manière incroyable. Tous les organismes ou presque tous se les assimilent sans difficultés, donnant raison aux physiologistes qui nous montrent les graisses s'absorbant en nature, sans avoir besoin d'un travail digestif complet, mais seulement après avoir été préalablement émulsionnées par la bile et par le suc pancréatique.

Il n'est pas de médicaments que l'on n'ait vantés contre l'obésité. Cependant, il faut bien

le dire : la cure de cet état organique, si en-
nemi de la beauté féminine (en Occident, du
moins), la cure de cet état, n'est point l'affaire des drogues, mais de l'hygiène seule.

On a procédé parfois à la cure d'émaciation
en provoquant d'abondantes sueurs par un
bain turc suivi de douche froide : ce moyen
peut être dangereux et causer des congestions
internes. Il vaut mieux recourir discrètement
à l'hydrothérapie qui, en excitant la vitalité
des tissus, peut modifier la nutrition compro-
mise; les frictions et massages[1] aideront l'action de l'eau froide. Le bain froid et surtout le
bain de mer (aidé de l'air marin), par le choc
et la pression du liquide, la soustraction du
calorique et l'excitation de la peau tonifiée,
entravent la marche de la polysarcie, surtout
quand la natation vient aider l'action résolu-
tive, en contractant la musculature amollie.
Quant au bain chaud, les personnes grasses
doivent s'en méfier; il relâche le tissu cellu-

---

[1] Le massage doit être opéré avec précautions. Mal fait, je
l'ai vu déterminer, chez des obèses, des éruptions furonculo-
eczémateuses interminables.

laire et favorise son infiltration graisseuse. La pneumothérapie, ou balnéation dans l'air comprimé, rend parfois des services : l'air comprimé active les combustions organiques et, en excitant la nutrition languissante, peut aider à la résorption des éléments graisseux en excès.

L'obèse habitera un lieu sec et élevé. Il fera sans cesse de l'exercice. Régulièrement, une promenade à pied, d'une longueur progressive, le matin *à jeun*. Il y ajoutera la pratique des haltères, celle de la rame, la natation, les travaux manuels pénibles du labourage, l'usage de l'escrime et de la gymnastique. D'après le Dr de Saint-Germain, l'équitation est un exercice passif assez facile aux obèses, et qui entraîne, par la fatigue et la sueur, un réel amaigrissement. Oertel (de Munich) recommande surtout les ascensions de montagne et l'action de la chaleur sèche sous forme de bains d'air et de soleil. Il met ainsi, dit-il, obstacle à tout dépôt graisseux organique.

Le régime vestimentaire de laine, en augmentant la sécrétion sébacée, contribue à l'émaciation.

Les obèses ont (nous l'avons dit) une grande tendance au sommeil, et le repos offre pour eux d'invincibles attraits. Il était bien digne d'être obèse, notre poète Mathurin Régnier, qui écrivit ces deux vers suant singulièrement la paresse :

> Ah ! que c'est chose doulce et fort bien ordonnée.
> Dormir dedans un lict la grasse matinée !

C'est par une alimentation appropriée et surtout par un sommeil prolongé, que les Turcs conduisent leurs femmes à cet excessif embonpoint, qui constitue pour eux le comble de la beauté féminine. L'obèse fuira donc le lit, comme un de ses plus cruels ennemis. Son sommeil ne dépassera pas six ou sept heures et sera expressément interdit après les repas.

Mais, arrivons au régime diététique de la polysarcie, qui constitue le côté vraiment pratique de l'hygiène de l'homme gras. Il faut restreindre par le régime la quantité d'aliments, mais non point seulement, comme le veut

Michel Lévy, « jusqu'à la limite au-dessous de laquelle on ne se sent plus restauré ». Il faut franchir cette limite. L'obèse doit quitter la table avec la faim ; peu à peu, cette sensation diminuera, à mesure que l'estomac perdra ses habitudes tyranniques de plénitude ; l'économie s'habitue vite à l'absence d'une alimentation succulente prise en excès et disproportionnée avec les dépenses organiques. Il suffit, pour cela, de résister à la faim et à la soif. On commencera par supprimer, sans rémission, le premier repas du matin, que l'on remplacera avantageusement par l'exercice. *Semel comedere angelorum est; bis eadem die, hominum; frequentiùs, brutorum*, dit un aphorisme ancien souvent cité.

L'obèse boira le moins possible ; il supprimera toute libation faite entre les repas. Il évitera, en mangeant, les aliments trop salés, qui provoquent la soif et amènent, par osmose, une diffusion aqueuse dans les tissus, favorisant puissamment la formation de la graisse. Il restreindra considérablement l'alcool, la bière (et surtout le *stout*), le porto, le cidre, le

champagne et les eaux gazeuses. Il évitera le
lait, qui n'est qu'une émulsion (puisque les
globules de lait ne sont autre chose que des
globules graisseux entourés d'une mince enveloppe albuminoïde). Il boira, aux repas, un
vin acide, jeune, léger ; le vin blanc convient
mieux, parce qu'il est moins nutritif, et surtout
parce que son pouvoir diurétique. entraine,
par le *grand égout collecteur de l'économie,* les
matériaux de désassimilation ; l'urine est la
lessive du sang ; la diurèse favorise donc l'éli-
mination de la graisse, jusqu'à un certain
point. Mais, nous le répétons, il faut boire le
moins possible ; le régime émaciant est surtout
un régime *xérophagique.* Dancel a, depuis
longtemps, démontré qu'un obèse est toujours
une personne qui boit beaucoup. Cet excellent observateur aimait aussi à préconiser la
scammonée comme purgatif, parce qu'elle
entraîne des selles graisseuses, sans coliques ni
congestion rectale. Dans certains cas, enfin,
les bons vins de Bordeaux, riches en tartrate
de fer, peuvent avoir une action tonique utile
au traitement.

L'obèse s'abstiendra de corps gras, beurres, graisses, huiles, gras de viande, noix, olives, etc. Les huiles végétales, moins absorbables que les graisses animales, lui sont évidemment moins nuisibles. Il s'abstiendra de féculents, pâtes, vermicelle, tapioca, pommes de terre, riz, haricots, sagou, salep, arrow-root. Le macaroni, qui est du gluten presque pur, peut être toléré. Parmi les farineux en général, c'est le maïs qui est le plus nuisible à l'obèse; son pouvoir *adipogène* est considérable. L'obèse évitera le sucre, les bonbons et surtout le chocolat (riche non seulement en sucre, mais en corps gras), les fruits sucrés, tels que les abricots, poires, betteraves, cerises douces. On peut lui permettre le melon, parce que ce fruit est généralement laxatif.

Le pain sera fait avec de la farine de second choix, mêlée avec du son. L'obèse fuira autant que possible les mets succulents, les ragoûts, le foie, la cervelle, les rognons des animaux, et parmi les volailles il évitera le canard et l'oie, pour manger plutôt le poulet et le din-

don. Comme viandes, il recherchera surtout
la chair du bœuf et du mouton grillée ou
rôtie. Comme poissons, il aura la sole, la bar-
bue, le bar, le turbot ; il fuira la laitance et
les œufs de poisson, le saumon, la raie, et
par-dessus tout, l'anguille, poisson graisseux.
Le repas du soir, très frugal, pourra consister
en aliments légers et légumes frais herbacés :
l'asperge, dont Hippocrate vante les vertus
astringentes, l'oseille, les tomates, les fruits
acides, tels que les oranges, fraises, framboises, groseilles, cerises aigres, pommes.
Nous permettons l'usage du bouillon dégraissé,
du café sans sucre et surtout du thé, qui est
tonique et désassimilateur. En Angleterre, cette
infusion joue un grand rôle dans le régime de
l'entraînement : elle constitue pour les jockeys
l'unique boisson qu'on leur distribue sans trop
de parcimonie. Germain Sée fait du thé chaud
peu sucré, pris aux repas, la base du régime
anti-obésique : et il est certain que cette
méthode, bien supportée, fond et dégraisse
assez rapidement les tissus.

Les obèses qui excrètent un excès d'urée

se trouvent merveilleusement des boissons chaudes ; les autres supportent le régime sec et en tirent rapidement profit. Il faut donc faire toujours précéder d'une analyse d'urines le traitement anti-obésique.

Certains dépôts locaux de graisse, fort gênants pour le sexe féminin (hanches, menton, etc...), sont susceptibles de disparaître par des applications locales prolongées. Voici l'une de mes formules favorites : appliquer, la nuit, sur le point engorgé, des compresses de tarlatane imbibées avec : eau tiède 200, eau de Cologne 200, chlorure d'ammonium 20, iodure de potassium 10.

>=<

Avec une volonté tenace, on arrive sûrement à guérir l'obésité. Il n'en est pas de même de la maigreur. Dans la cure de la polysarcie, je n'ai guère échoué qu'une fois sur cent; dans celle de la maigreur, je n'ai guère réussi que pour un tiers des cas.

Tout obèse doit porter une ceinture sangle (modèle du docteur Monin, chez Rainal frères), non pas comme une infaillible martingale *fixant* (comme le voulait Brillat-Savarin) *le ventre au majestueux*, mais simplement dans le but d'empêcher les hernies et descentes, accidents communs dans la polysacie.

⊰⊱

La plupart des maladies aiguës et chroniques provoquent plus ou moins l'amaigrissement ; cet amaigrissement ne consiste pas, le plus souvent, dans la simple disparition de la graisse, mais dans la diminution, parfois poussée jusqu'au marasme, du volume général du corps. C'est ainsi que la phtisie et certaines formes de cancers squelettisent littéralement les malades. Ce n'est point de cette maigreur accidentelle, atrophique, souvent incurable, rivée en tout cas intimement à une maladie primitive, que nous voulons traiter ici ; c'est de la maigreur constitutionnelle ou acquise, jusqu'à un certain point compatible avec une excellente santé, et dont les causes, comme la prophylaxie et la curation, dépendent surtout des modificateurs hygiéniques.

Sous l'influence d'une des raisons que nous
allons développer, de l'insuffisance alimentaire, par exemple, on voit la graisse, substance très oxydable, disparaître assez rapidement, et la première, de l'organisme affaibli.
Les côtes deviennent saillantes, les joues caves,
le ventre plat ; les articulations semblent plus
grosses, par suite de la disparition de la graisse
qui matelassait les saillies ; les yeux s'enfon-
cent dans les orbites, par suite de la résorption
de la graisse rétro-orbitaire.

Brillat-Savarin définit la maigreur « l'état
d'un individu dont la chair laisse apercevoir
les formes et les angles de la charpente os-
seuse ». Cette définition, quoique peu scientifique, dit assez bien ce qu'elle veut dire. Elle
dit combien est disgracieuse la forme humaine
amincie et décharnée ; elle dit que « toute
femme maigre désire engraisser », quoique la
santé soit très compatible avec la maigreur ;
quoique la maigreur, même extrême, soit infiniment plus agréable pour la femme que
l'obésité, même peu marquée. La maigreur
constitutionnelle, en effet, donne souvent la

vigueur et l'agilité au physique, le courage et
la volonté au moral ; mais elle coïncide généralement avec le tempérament nerveux, poison
de tant d'existences ; de plus, elle appelle de
bonne heure, sur la face, les rides, et sur tout
l'individu, le cortège des apparences d'une
précoce sénilité.

Souvent héréditaire et congénitale comme
la polysarcie, la maigreur peut reconnaître
pour causes l'inanition, un mauvais estomac,
une alimentation insuffisante ou vicieuse.
L'usage des acides et notamment du vinaigre,
auquel trop de jeunes femmes ont encore recours, prenant à la lettre le précepte de l'*Ars
amatoria* d'Ovide :

Palleat omnis amans, color hic est aptus amanti,

est un puissant agent d'émaciation, surtout
parce que les acides enrayent les transforma-.
tions et empêchent l'assimilation des aliments
amylacés, tout en détériorant, à la fois, le
tube digestif. L'abus de l'alcool, de l'eau de

mélisse, de la liqueur d'absinthe, agit également dans le même sens, et annihile rapidement l'appétit. Les ténias et autres parasites entozoaires font maigrir les sujets qui en sont porteurs, surtout parce que ces vers se développent à leurs dépens. Les grandes chaleurs de l'été et les climats chauds, par les pertes incessantes qu'ils nous infligent, dessèchent singulièrement certains organismes. On voit des personnes dont le poids offre en hiver et en été des variations notables. Dans nos climats, pourtant, les individus sont généralement moins gras au sortir de l'hiver, parce qu'ils viennent de brûler leur graisse pour conserver normale leur température organique. C'est ce qui explique également pourquoi les Esquimaux absorbent tant d'huile.

L'âge, en diminuant la proportion d'eau que renferment nos organes, est une sérieuse cause d'émaciation ; en vieillissant, tous les êtres organisés perdent physiologiquement leur eau de constitution. Le corps humain contient deux tiers d'eau ; plus on est jeune, plus on en renferme, et les parties du corps les plus importantes sont aussi les plus aqueuses. Quant à la graisse, elle est formée d'eau pour 5/6 de son poids.

Les troubles de nutrition qui s'opèrent au moment de la croissance, les excès de travail physique, les professions pénibles, l'allaitement prolongé, l'abus des plaisirs de l'amour, en un mot, toutes les causes qui affaiblissent l'organisme et diminuent le taux vital, sont autant de causes actives de maigreur. Les causes morales, surtout lorsqu'elles troublent profondément les fonctions élevées du système nerveux, ont, à cet égard, une action sur laquelle il faut insister : la dépression mentale est, pour ainsi dire, exclusive de l'engraissement. C'est dans ce sens que Th. Gautier a pu dire que « le rêve est peu substantiel et peu propre au développement des régions abdominales ». Les chagrins, les douleurs, les passions contrariées et violentes, la vie agitée, l'excès du travail cérébral, la jalousie, le jeu..., voilà des émaciants de premier ordre, dont tous les esprits un peu observateurs peuvent tous les jours apprécier la valeur active, hors de toute discussion. Ils produisent d'abord un malaise, un état de faiblesse irritable et d'énervement, entrecoupé de fièvres et de sueurs; puis l'appétit, déjà compromis, se perd complètement. La maigreur ne tarde pas à apparaître, alors, surtout si aux actions débilitantes morales s'ajoute (chose fréquente) la privation du sommeil : « La veille dessèche, disait le Père de la médecine, et le sommeil humecte. »

La première indication du traitement de la maigreur, c'est de supprimer ses causes, si l'on en trouve de palpables, ce qui a presque toujours lieu quand on cherche bien. Le séjour à la campagne, où l'esprit trouve le repos et le corps la vigueur, devra être conseillé. On évitera l'atmosphère du littoral méditerranéen qui, d'après Cazenave de la Roche, pousse à la maigreur. On supprimera toute cause d'affaiblissement ; on instituera une bonne hygiène, on évitera toute cause de refroidissement et de sudation exagérée. Le sommeil sera de huit heures au moins ; tous les quatre jours, on prendra un bain chaud prolongé, pour

relâcher les mailles du tissu cellulaire. La chaleur dilate la matière vivante comme les corps
inertes : toutes les dames savent combien, au
sortir d'un bain chaud, on agrafe malaisément
le corset.

Ici encore, *in alimentis medicamenta sunt.*
L'alimentation générale sera copieuse et nour-
rissante. On ingurgitera, après les avoir mâ-
chés avec soin, des aliments réparateurs.

L'hiver seul permet la tolérance de la *diète
grasse*, régime analeptique qui devra être aidé
de condiments appropriés : huile de foie de
morue, 3 ou 4 cuillerées par jour, saupoudrées
de sel gris pulvérisé : tartines de beurre frais
chloro-bromo-ioduré de Trousseau (un aliment
médicamenteux excellent), renfermant, pour
125 grammes de beurre frais, 3 grammes de
chlorure de sodium, 20 centigrammes de bromure potassique et 5 centigrammes d'iodure.
L'huile de foie de morue est le nutriment
stéatogène par excellence : elle renferme,
sous un petit volume, les plus riches éléments
d'engraissement. On recommandera au sujet
maigre une alimentation généralement inverse

de celle qui fait la base du traitement antipo-
lysarcique : lait naturel, crème de lait dans du
café, du kirsch ou du chocolat ; farine lactée,
racahout, pain bien cuit et bien levé, fait
avec de la farine de premier choix. Parmi les
potages, nous recommanderons les pâtes alimentaires, et surtout les gaudes, farine de
maïs au beurre, avec laquelle les Orientaux
engraissent leurs femmes et les Strasbourgeois
leurs oies. Les œufs, le lait de poule, les animaux entiers (huîtres, moules, escargots, écrevisses), les cervelles des jeunes animaux, les
poissons défendus à l'obèse, le sucre, les con-
fitures, le miel (qui n'est qu'une solution concentrée de sucre, mêlée de gomme et de cire),
sont très favorables à la production de la
graisse. L'ampélothérapie ou cure de raisins
est un moyen que l'on peut également employer, avec de grandes chances de succès.

Mais, il faut surtout compter sur la diététique suivante : autant que le permettra la
tolérance de l'estomac, ingurgiter des corps
gras, du beurre, des huiles, des viandes noires
grasses, des pâtés de foie de volailles, du porc

sous toutes ses formes. Aux repas, boire un bon vin tonique, coupé avec une eau naturelle arsenicalé, ou mieux alcaline arsenicale. Deux ou trois fois par jour, on boira, en outre, dans l'intervalle des repas, un verre d'extrait de malt, de stout ou d'une bière forte bien préparée.

Les personnes soucieuses d'augmenter seulement l'opulence de leur corsage useront des formules suivantes, qui nous ont le mieux réussi dans notre pratique journalière :

ELIXIR MAMILLAIRE (Monin.)

℞ Kümmel doux. . . . . 500 gr.
Extrait d'ortie . . . .⎫
— de galéga. . . . . . . ⎬ ââ 20 —
Liqueur de Pearson . . . . .⎭   15 —
M. S. A.

Un verre à liqueur après chaque repas, pour raffermir et augmenter le volume des seins. Electrisations modérées du mamelon. Régime alimentaire lacto-amylacé et sirop de lacto-phosphate de chaux. Les eaux minérales arsenicales possèdent aussi une action restauratrice certaine sur la glande mammaire.

❧

PILULES POUR AUGMENTER LE VOLUME DES SEINS
(Monin.)

℞ Extrait de galéga. . . . . . ⎫
— d'ortie blanche . . . ⎬ ââ 0 gr. 05
— d'ergot. . . . . . . ⎭
Hypophosphite de chaux . . ⎭
Essence de cumin . . . . . . q. s.
Pour une pilule dragéifiée.

A prendre, aux repas, deux à six par jour.

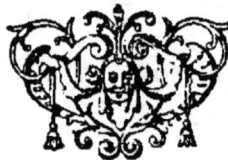

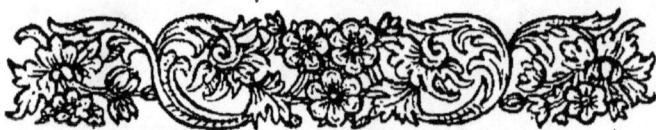

III

HYGIÈNE DE LA PEAU[1]

A peau, cette enveloppe protectrice de l'homme, constitue un tissu éminemment vasculaire, qui maintient en équilibre la température extérieure du corps. De plus, c'est un organe de sécrétion, d'excrétion, d'absorption et de respiration. Aussi, depuis Sanctorius, tous les physiologistes se sont accordés à reconnaître la peau comme l'un de nos plus importants organes, et à river intimement (pour ainsi dire) les conditions de la santé,

---

[1] Voir *La Propreté de l'individu et de la maison*, par le Dr E. Monin. 4e édition (traductions en plusieurs langues).

comme celles de la beauté, au parfait fonctionnement du tégument externe.

Par les sécrétions sudorale et sébacée, et par
la respiration constante (ou transpiration dite
insensible) dont sés innombrables pores sont
le siège, la peau dégage plus de substances que
les reins, que les poumons eux-mêmes. C'est
pourquoi les animaux dont on supprime les
fonctions cutanées (les chevaux que l'on enduit de goudron, par exemple) meurent peut-
être plus lentement, mais tout aussi sûrement,
que si l'on venait à entraver chez eux l'acte
respiratoire. La mort, dans la variole confluente, est souvent due à la suppression, par
l'éruption, des fonctions cutanées...

Ces quelques exemples sont de nature à
montrer pourquoi la propreté est instinctive,
non seulement à l'homme, mais à tous les
êtres vivants. Si l'on voit les animaux eux-
mêmes passer la moitié de leur vie à nettoyer,
par tous les moyens, leur peau de ses souil-
lures ; si, pour la santé de nos chevaux, nous
usons quantité d'eau et quantité d'étrilles ; si
la civilisation, exagérant la propreté indivi-

duelle, l'a transformée en coquetterie ; —
c'est que l'homme a, de tout temps, reconnu
que la propreté est vraiment la pierre angulaire de la santé, et que la malpropreté est
une des grandes pourvoyeuses de la Mort.
« L'homme et les moisissures ne vont guère
ensemble, a écrit Fonssagrives : celui-là dépé-
rit où celles-ci prospèrent. »

Raspail émet cet aphorisme : « Le malpropre
est la proie incessante d'un malaise continu. »
Inversement, la propreté préserve des indis-
positions et des maladies. La Rochefoucauld
disait : « Elle est au corps, ce que l'amabilité
est à l'âme, » et Bacon : « ce que la décence
est aux mœurs. » Ce n'est point assez dire.
Elle est vraiment la « santé visible » ou tout
au moins sa « colonne fondamentale ». (Hufe-
land.) Comme le disent les Anglais, « *clean-
liness is next to godliness*, » elle est sœur de
la piété.

Plus nécessaire aux jeunes sujets que l'air
et l'aliment, le bon fonctionnement de la

peau fait des organismes sains et robustes : la
propreté, véritable élixir de longévité en vain
cherché par tant d'alchimistes, devient, conséquemment, l'indispensable élément de l'hygiène du vieillard. C'est pour lui surtout
qu'ont été faits l'aphorisme si original du
professeur Bouchardat : « La peau est le vi-
caire du rein, » et la comparaison si ingénieuse
de Currie : « La peau est la soupape de sûreté
de la machine animale. »

L'eau était pour les anciens un élément
d'une valeur inappréciable, et que toutes les
religions un peu sérieuses ont cru devoir poé-
tiser par les pratiques anciennes du baptême
et des ablutions saintes. Chez les Grecs, le
bain était une des obligations les plus sacrées
de l'hospitalité ; chez les Romains, cette pratique atteignit les plus luxueux raffinements.
Les Ayurvédas nous montrent quelle importance religieuse avaient les ablutions chez les
anciens Hindous. Moïse chez les Hébreux,
Mahomet chez les Arabes, multiplièrent à l'in-
fini ces ablutions, toujours sous le prétexte
emblématique d'une purification morale ;

mais, en réalité, parce que ces grands hommes sentaient profondément l'influence salutaire de ces pratiques d'hygiène, surtout dans les pays chauds, où l'eau est à la peau ce que l'air est aux poumons.

L'usage de l'eau est seul capable de tonifier le tégument externe, de favoriser ses facultés d'absorption, d'entraîner les produits épidermiques usés, et de conserver ainsi l'intégrité du toucher, en aidant la nutrition, « ce tourbillon incessant » dont parle Cuvier, et qui est véritablement la caractéristique de la vie.

La propreté doit se traduire sur la totalité du corps, qui constitue, dans son ensemble harmonique, un seul et grand organe. Nous vieillissons surtout par la peau. Conséquemment, les lotions générales et les bains doivent jouer, dans l'hygiène privée, un rôle prépondérant, et cela, indépendamment de toute considération d'âge, de sexe, de condition. De plus, certains organes demanderont des soins de propreté spéciaux ; l'âge du berceau impliquera une hygiène cutanée un peu différente, dans la pratique, de celle des autres âges, etc., etc.

La preuve qu'un bon fonctionnement de la peau est des plus utiles à la beauté, c'est que, pendant la saison chaude, la peau est plus blanche, plus douce, plus unie, plus transparente ; les ongles sont roses et nacrés, les cheveux brillants. Il est donc indispensable d'activer, surtout pendant l'hiver, le bon fonctionnement des téguments externes et d'entretenir, par les bains et les lotions, une parfaite santé épidermique. La beauté est une lettre de crédit que l'Hygiène signe seulement pour ses fidèles.

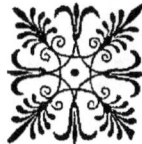

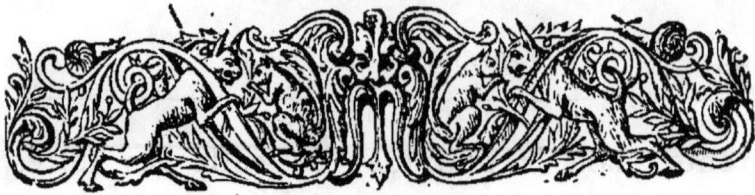

IV

HYGIÈNE INTIME DU CORPS
LOTIONS ET BAINS
BEAUTÉ ET FERMETÉ DES CHAIRS

Deux fois, par jour, l'homme doit lotionner son visage, ses mains et ses pieds,
ainsi que sa région ano-génitale. Ces lotions
se feront le matin au lever et le soir au coucher. Théoriquement, l'eau chaude est meilleure pour la propreté, parce qu'elle dissout
mieux les corps gras et les impuretés du tégument externe, et nettoie, en un mot, mieux
que l'eau froide. Mais le lavage à l'eau froide
est indispensable, pour endurcir contre les variations atmosphériques les parties inférieures

de la surface cutanée qui sont habituellement
exposées à l'air. L'aspersion ou l'affusion, dans
ce cas, en donnant à l'eau un mouvement qui
lui permet d'entraîner les impuretés de la peau,
doit être conseillée ; avec l'habitude, on peut
utiliser ainsi une quantité d'eau même limitée,
dans une opération rapide et économique.

Pour les ablutions, le *savon* devient un auxi-
liaire des plus utiles. Instrument par excellence pour la propreté, il déterge la peau en
l'assouplissant, et en émulsionnant les particules
graisseuses qui la souillent. Le savon dit
de Marseille est préférable au savon noir, qui
mousse difficilement. Il faut, du reste, avoir
soin d'éviter, pour la peau fine du visage, les
savons mous ou noirs, qui sont à base de potasse et dans lesquels l'alcali, toujours en excès,
joue un rôle irritant, qui peut causer au tégument externe des inflammations et des gerçures, parfois même des éruptions durables.

Toutes les semaines, ou au moins tous les
quinze jours, l'hygiène commande un bain
général de nettoyage ou de propreté, bain
tiède entre 28 et 32° centigrades. Le bain, pré-

conisé par tous les législateurs, est indispensable à la santé : « J'abandonnerais l'exercice
de la médecine, a écrit justement Percy, si
l'on m'interdisait l'usage du bain. »

L'action du bain réside dans le nettoyage de
la peau, dont l'épiderme, imbibé et ramolli,
se détache, entraînant dans sa chute les souil-
lures dont il est revêtu. Il existe des bains
simples, des bains composés, de mer, sulfureux, ammoniacaux : mentionnons le bain *alca-*
lin, très utile pour décrasser certains épidermes
gras ; les bains de *son*, d'*amidon*, de *gélatine*,
qui assouplissent, en le détergeant, le tégument externe. Le bain froid ne contribue qu'im-
parfaitement à la propreté cutanée, à moins
qu'il ne soit pris fréquemment, ou aidé de
frictions savonneuses.

Le *bain tiède savonneux* est excellent pour
la conservation de la beauté épidermique. On
peut y ajouter du son, de l'amidon ou de la
gélatine (500 à 1000 gr.) s'il y a indication
d'augmenter l'onctuosité du tégument externe.
Le *bain de gélatine*, ou de colle de poisson,
s'applique surtout aux peaux rugueuses, aux

peaux *qui vieillissent*, à celles qui sont le siège de démangeaisons ou de chaleur.

Les bains alcalins (300 gr. de carbonate de soude) et sulfureux (100 gr. de sulfure de potassium) dissipent les efflorescences cutanées, boutons, desquamations superficielles, etc. Leur application est, d'ailleurs, étroitement subordonnée aux indications du médecin.

Les frictions et massages doivent toujours suivre la balnéation tiède : d'abord, ces pratiques facilitent la réaction générale ; ensuite, elles excitent le bon fonctionnement de la peau et la nutrition normale du tissu cellulaire [1].

Les bains de plantes aromatiques, d'eau de Cologne, de teinture de Benjoin, d'essences de thym ou de wintergreen, de borate de soude (100 gr.), etc., sont excellents pour combattre hygiéniquement les sécrétions exagérées et odorantes de la peau. Les bains de glycérine (500 gr.) tonifient et adoucissent la peau. Ceux de chlorure d'ammonium luttent contre la béance des pores.

[1] Voir Dr E. Monin : *La Santé par l'exercice et les agents physiques*, chapitre du *Massage*.

Les bains chauds, les bains russes et les bains
de vapeur sont généralement plutôt défavo-
rables à la beauté féminine. L'hydrothérapie
également, parce qu'elle perturbe l'innervation vaso-motrice du tégument externe. Les
bains de mer, surtout lorsqu'on en fait abus,
agissent de la même manière que l'hydrothérapie, dont ils ne sont, d'ailleurs, qu'une variété.

Nous ne parlerons que pour mémoire des
bains d'huile, assez peu usités depuis la Laïs
Corinthienne ; des *bains de lait*, vantés jadis
par l'impératrice Poppée ; des *bains de fraises
et framboises* de Mme Tallien ; des *bains de
champagne*, de notre contemporaine Blanche
d'Antigny, etc., etc. Ces prétendus talismans
de beauté, tour à tour mis en un honneur pas-
sager, n'ont pas l'importance scientifique qui
mérite la peine de les discuter : ce ne sont que
ruineuses fantaisies de courtisanes aux abois.

❧

L'usage des hauts talons et plus encore
l'abus des pantoufles déforment et grossissent

4

les plus jolis pieds. Les chaussures doivent être en chevreau, hautes et boutonnées, bien ajustées, de manière à n'être ni trop étroites ni trop larges, afin d'éviter durillons et cors.

Les mains sont souvent rouges parce qu'on les met trop facilement à l'eau ou que les manches des vêtements, serrées aux entournures, entravent la circulation régulière du sang.

Pour avoir de belles mains, il faut éviter de les mouiller trop fréquemment, de les faire séjourner dans l'eau, et craindre les transitions brusques de température. Pour cela, le port habituel de gants de peau souples et doux est absolument indiqué. On se méfiera des gants de peau teints avec l'*aurantia* ou la *fuchsine* ; ils peuvent produire sur la main des éruptions vésiculeuses. Les gants les plus hygiéniques sont, d'ailleurs, ceux de soie : pourquoi, hélas ! ne sont-ils pas de mode ? L'usage du glycérolé d'amidon rend les mains douces et blanches, et ne présente pas d'inconvénient.

Les *mains* seront lavées, toutes les fois qu'il

sera nécessaire (mais plutôt lorsqu'on rentre
que lorsqu'on sort). On emploiera, pour ces
lavages, de l'eau et du savon de bonne qualité, qui ne sera ni rance ni alcalin. Fréquemment, on nettoyera les ongles des mains avec
un cure-ongles en os (et non en acier, parce
que l'acier fait des raies où s'accumulent les
matières grasses et les poussières) ; après avoir
fait usage du cure-ongles, on achèvera le nettoyage avec une brosse et du savon. L'usage
habituel du citron, assez bon pour les mains,
est nuisible à la beauté des ongles.

❧◦❧

Pour entretenir la *fermeté* des chairs, les
dames doivent éviter avec soin les vêtements
trop chauds, fourrures, lits de plume, bains
chauds trop souvent répétés. Il faut surtout
répudier l'abus des bains de vapeur et des
étuves sèches, qui semble assez s'introduire
dans nos mœurs : n'oublions pas que c'est à
ces pratiques surtout que les médecins de
Constantinople attribuent (*et avec raison*, dit
Michel Lévy) la précoce décadence des femmes

turques. Les meilleures lotions pour la peau sont celles qui sont faites, matin et soir, avec de l'eau bouillie et refroidie. Pour la toilette intime, il faut employer les lotions humides avec l'infusion de thé vert; ou bien encore, avec la décoction légère de pétales de roses rouges et de racine de ratanhia concassées (15 gr. de chaque, à faire bouillir dans un litre d'eau). Cette dernière formule possède une action tonique, vivifiante et astringente à la fois pour les muqueuses. Elle vaut mieux que toutes les « eaux Jeanne-d'Arc » préconisées par les artifices variés de la ré-clame.

Pour avoir de *beaux seins*, il faut[1] : prendre, à l'intérieur, des pilules de tannin et d'extrait de galéga (10 centigrammes de chaque, pour une pilule : 4 à 6 pilules par jour) ; et pra-tiquer, matin et soir, à l'aide d'un petit appa-reil électrique, la galvanisation modérée des

---

[1] Bouvard conseilla avec succès à la Pompadour, désireuse d'augmenter le volume de ses seins, de faire pratiquer, plu-sieurs fois par jour « une titillation et une succion caressantes ». J'ai reconnu que ce moyen était utile : mais il ne vaut pas la galvanisation.

mamelons. Telle est la méthode générale de traitement la plus efficace [1].

Il faut se méfier de la compression de la peau par le corset et les jarretières : elle forme, chez les personnes prédisposées, des bourrelets adipeux qui disparaissent parfois difficilement, même avec le massage.

Le massage et l'électricité sont également les meilleurs remèdes à diriger contre le relâchement des parois abdominales dû à l'amaigrissement ou à des grossesses multiples. Je conseille toujours aussi le port d'une ceinture sangle élastique ou d'un corset-ceinture, suivant un modèle dont je confie l'exécution à la célèbre maison orthopédique de Rainal frères. (Voyez leur catalogue.)

Donnons enfin pour terminer, une formule contre le gros cou, assez fréquent chez les

---

[1] Les vergetures des seins (fréquentes chez les dames qui ont pris un embonpoint rapide et chez les jeunes femmes auxquelles le mariage a développé les régions mammaires) se guérissent fort bien par les compresses aluminées, les bains de tannin, les électrisations locales. Même traitement s'applique aux vergetures du ventre, qui succèdent à l'accouchement : mais il est d'une efficacité, alors, moins certaine.

jeunes femmes, et dû à une hypertrophie de la glande thyroïde. :

    ℞ Glycérine pure à 30°. . . . .   100 grammes.
       Savon animal sec pulvérisé. .   5   —
       Iodure de potassium sec pulv. 13   —
       Essence d'amandes amères. . XV gouttes.
       M.

En frictions 3 fois par jour avec gros comme un pois de cette pommade, pendant 5 minutes, sur la région engorgée, puis recouvrir d'ouate.

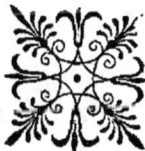

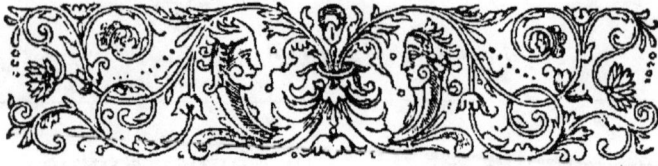

V

L'HERPÉTISME

'HERPÉTISME est un état constitutionnel, vaguement connu, incomplètement décrit jusqu'à ce jour, et sur lequel on pourra trouver les détails les plus complets. et les plus précis dans notre petit ouvrage de vulgarisation intitulé *Hygiène et traitement des maladies de la peau*; nos lecteurs, et surtout nos lectrices, tireront un profit absolument pratique et certain de son étude attentive[1]. Car aujourd'hui, non seulement le médecin veut savoir ce qu'il fait : mais le malade

[1] En vente.à la Société d'éditions, 4, rue Antoine-Dubois, et chez tous les libraires. (Prix : 3 francs.)

demande aussi à savoir ce qu'on lui fait faire.

De tout temps, les médecins ont enregistré l'influence du système nerveux sur les maladies de la peau. Alibert et Cazénave ont parlé, maintes fois, des poussées eczémateuses provoquées par la colère ou la joie ; des névroses et des névralgies coïncidant avec les affections cutanées. De nos jours, on a décrit la symétrie de ces affections et les lésions microscopiques des nerfs de la peau malade ; les rapports intimes de la lèpre, de l'ichtyose, du zona, etc., avec les troubles d'innervation. C'est en envisageant les affections cutanées comme les produits fréquents d'altérations nerveuses, que l'on a obtenu, à l'aide des courants électriques continus, certains résultats curatifs, notamment dans le *vitiligo*, affection caractérisée par la décoloration partielle de la peau et des poils[1]...

---

[1] A propos de cette affection, voici une observation récente du Dr Federol qui prouve bien son origine psychique possible. Un jeune paysan, voulant retirer son fouet de dessous son chariot, eut son bras pris entre les rayons de la roue par un mouvement brusque de son cheval. Effrayé, il tomba en syncope et se fractura le membre supérieur. A son entrée à l'hô-

Mais autre chose est d'être frappé par certains rapports évidents, par certaines coïncidences éclatantes, autre chose de bien saisir les liaisons de ses rapports et de les rassembler sous l'égide d'une théorie scientifique. C'est à notre maître, M. Lancereaux, que reviendra l'honneur d'avoir décrit deux phases dans l'évolution de l'herpétisme : l'une *dynamique,* caractérisée par des troubles variés dans la santé, et l'autre *matérielle,* caractérisée par des lésions plus ou moins profondes dans les organes.

L'herpétique est un individu sec, mince, nerveux, actif, intelligent et plein de volonté. Dans l'enfance, il a souvent effrayé ses parents par les accès, nocturnes d'une toux aboyante, connue sous le nom de *faux croup* (la terreur

pital, on constata bientôt la dépigmentation partielle des cheveux. En même temps que ces phénomènes se produisaient à la tête, des plaques achromatiques apparaissaient sur le corps. Ces plaques en se développant et en se fusionnant finirent par produire une décoloration presque totale de la région interscapulaire et de la région lombaire.

insurmontable des mères et le triomphe facile
du médecin). Dans l'adolescence, il a eu des
saignements de nez, des insomnies, des angines granuleuses, des pertes séminales. Souvent, il a présenté des troubles d'estomac, des
varices, des hémorroïdes, et passé pour un
anémique : banale appellation qui souvent ne
sert qu'à déguiser l'embarras ou l'ignorance
du médecin ! Dans la suite, l'herpétique a des
éruptions d'urticaire, d'eczéma ; il a des pellicules dans la tête, et devient chauve, en général, de très bonne heure, la calvitie occupant toujours d'abord, chez lui, le sommet de
la tête. Les troubles dynamiques se continuent
par la migraine, l'asthme. Puis viennent les
lésions articulaires, le rhumatisme noueux, la
gravelle ; les artères durcissent, et le malade
succombe, dans un âge souvent avancé, à
l'hypertrophie du cœur ou au ramollissement
cérébral.

L'herpétique a des démangeaisons fréquentes, et parfois insupportables, — surtout
aux changements de saison ; sous la moindre
influence, il contracte des névralgies de la

face, des douleurs intercostales, lumbo-abdo-
minales ou de sciatique. Il souffre des viscères,
de l'estomac, de l'intestin, de la vessie (la
femme souffre de la matrice). Il est sujet à des
accès d'éternuement spasmodique ; à des palpitations du cœur et des artères ; à des congestions et hémorragies, surtout par le nez et les
poumons ; à des sueurs profuses, et à la diar-
rhée fréquente.

On conçoit qu'avec tous ces troubles, l'herpétique, soit irritable et de mauvaise humeur.
C'est dans cette diathèse que se recrutent, en
effet, les hypocondriaques, ces malades toujours à l'affût de maladies imaginaires pour se
les appliquer à eux-mêmes ; ces sujets qui ont,
comme le dit Maine de Biran, le triste privi-
lège d'entendre grincer, à toute heure, les
ressorts de leur machine[1] !

Mais les lésions matérielles de l'herpétisme
consistent surtout dans les diverses maladies

[1] Voir mon livre : *Misères nerveuses.*

de la peau ; l'érythème, l'urticaire, le purpura,
le lichen, le pityriasis, le psoriasis (ce type
tenace et rebelle des affections sèches et écail-
leuses de notre écorce cutanée) ; l'eczéma
(cette pierre angulaire de la dermatologie,
cette reine des dermatoses humides et sécrétantes) ; l'herpès (qui a donné son nom à
l'herpétisme) ; le pemphigus, l'acné (qui couperose tant de jolis visages) ; l'ichtyose (qui
fournit à la foire du Trône ses *hommes-pois-
sons*) ; les lésions des ongles, ulcérés, épaissis
ou incurvés, — les altérations des poils, qui
se dessèchent, blanchissent et tombent, etc.
Les muqueuses sont également atteintes ; celles
du nez, de la langue, de l'œil, de la gorge, des
bronches, de l'estomac, fournissent chacune
leur contingent d'intéressantes lésions...

Le traitement de l'herpétisme consistera,
d'abord, dans la prévention du mal. Or, comme
le mal est souvent héréditaire, on aura soin
de soumettre de bonne heure l'enfant soup-
çonné d'herpétisme à l'hygiène alimentaire

que nous allons décrire ; il sera élevé au grand
air et sévèrement astreint aux pratiques quotidiennes de la gymnastique et de l'hydrothérapie. Le régime et l'hygiène des herpétiques
seront principalement nécessaires aux changements d'âges de l'année et surtout dans l'entre-
deux des saisons (comme disait Sydenham),
c'est-à-dire au printemps et à l'automne. Au
moment de la puberté, et chez la femme à
l'*âge critique*, époque où se perd ce qu'on a
appelé la *boussole de la santé féminine*, il
faudra également redoubler de vigilance hygiénique.

Les herpétiques se trouveront bien des
climats de montagnes. Ils éviteront avec soin
les stimulants, et vivront dans la sobriété.
C'est, d'ailleurs, pour eux, une recommanda-
tion souvent oiseuse. Ils sont sobres d'instinct,
parce qu'ils ont l'estomac délicat et impres-
sionnable, et aussi parce que le moindre écart
de régime reflète traîtreusement sur leur peau
ses apparents effets. Les acides, l'alcool, les
fruits, les soupes, le café, et surtout le bouillon
gras, nuisent ordinairement à l'herpétique ;

celui-ci s'abstiendra de salaisons, de viande
fumée, de homard, huîtres, moules, crustacés,
coquillages et poissons de mer : il fuira les
assaisonnements de haut goût.

Il évitera le sarrasin, la tarte aux fruits, le
pâté, les saucisses, le fromage fermenté, les
sauces savantes, les salades, les épices : tous
ces aliments, ainsi que les noix, sont capables
d'engendrer les boutons d'acné sur la face et
dans le dos des herpétiques..(A propos d'acné,
les herpétiques feront bien de suivre le conseil de Duncan-Bulkley, et d'éviter d'irriter
leur peau par la flanelle.) Les herpétiques ont
besoin de manger peu ; leurs viandes seront
bien cuites, et le régime végétal prédominera
sur leurs tables. Comme boisson, l'eau pure
leur est mauvaise, parce qu'elle peut les prédisposer au *purpura*. L'herpétique boira du
lait, de la petite bière ou du vin très léger.
Un repos au lit assez prolongé succédera à
l'exercice et à l'activité dans le grand air et le
soleil ; les bains tièdes, le massage, les eaux
minérales sulfureuses, en bains et en boissons,
compléteront l'hygiène de l'herpétique.

En fait de médicaments, le médecin pres-
crira le bromure de potassium, pour modifier
la susceptibilité nerveuse ; l'iodure de potassium et les préparations arsénicales, pour
guérir les lésions ; le sulfate de quinine, pour
chasser les palpitations ; l'ergotine, pour éloi-
gner les congestions et arrêter les hémorragies ; la strychnine, pour vaincre les atonies,
etc., etc. L'opium, le chloral, les préparations
d'iode et les salicylates rendent également,
dans bien des cas, de signalés services. Enfin,
l'on traitera, par les moyens externes appropriés, les diverses lésions accessibles du tégument externe ou des autres organes touchés
par le génie herpétique.

Et surtout, n'omettons jamais la médication
causale ! Combien d'eczémas rebelles l'auteur
de ces lignes n'a-t-il pas guéris par l'usage
régulier du bicarbonate de soude à haute dose,
intùs et extra ! Combien de couperoses, da-
tant de plusieurs années, ont cédé à un traitement de quelques semaines par l'ergot, la
digitale et le fer !

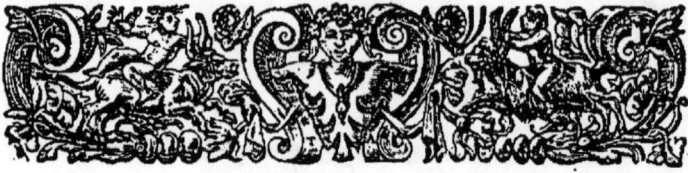

VI

DE LA PHYSIONOMIE HUMAINE

L'HOMME sain, a-t-on dit, est tout entier dans sa face. Ce n'est pas sans raison que *face* vient de *fari*, parler. Les nerfs si nombreux et si divers, la richesse des vaisseaux sanguins, et surtout les muscles, si abondants et si compliqués, que la nature a répandus à profusion dans la figure humaine, expliquent pourquoi celle-ci est comme un champ ouvert à toutes nos manifestations morales. C'est vraiment sur le visage que la marée de nos passions, comme disent les poètes, monte et s'abaisse dix fois par jour : c'est sur lui que la rougeur et la pâleur, l'expansion ou le resserrement, la dilatation ou

5

l'allongement des traits viennent refléter nos sensations organiques. A la longue, les passions qu'exprime habituellement notre physionomie viendront s'installer chez elle d'une façon définitive; les impressions se fixeront en traits permanents : car la fonction fait l'organe. Ainsi, la joie habituelle épanouira les traits du visage, tandis que la douleur les resserrera, ridera les fronts, assombrira et jaunira la peau. L'insulteur, dit Dante, a la lèvre enflée. Puis, l'hérédité aidant, nous aurons un certain nombre de figures-types : la figure sympathique et la figure répulsive, la figure molle et douce et la figure sèche et dure. C'est ainsi que le riche n'aura pas la physionomie du pauvre; l'homme modeste n'aura pas celle du fat; l'homme gai ne pèsera pas son âge; etc... En un mot, chaque individualité aura son mode d'expression faciale, comme sa manière d'être. Bien plus, la physionomie deviendra un moyen distinctif des différentes races humaines, un véritable réactif dans la connaissance de l'homme. Certaines passions servent, d'autres nuisent à la beauté. C'est ainsi qu'une femme irascible et jalouse perdra plus facilement ses charmes naturels qu'une femme affectueuse et tendrement confiante et bonne.

Il ne faudrait pas exagérer cés faits ni les élever à la hauteur d'une science : la physiognomonie n'est et ne sera jamais qu'un art conjectural. « Les visages, souvent, sont de doux imposteurs, » a dit Corneille. Cependant, il est certain que la partie supérieure ou frontale du visage (qui correspond aux circonvolutions du cerveau) exprime l'intelligence; la partie moyenne, les sensations; la partie inférieure, les instincts; — et que le développement de chacune de ces parties coïncide avec la prédominance de ces trois facultés. Chacun sait que plus un visage est mobile, plus il indique une vive sensibilité : or, la mobilité du visage réside surtout dans sa portion médiane. C'est cette portion qui donne à la physionomie des femmes son charme particulier : on peut remarquer que les viragos « à trogne masculine » ont presque toujours, au contraire, les autres parties du visage fort déve-

loppées, et c'est ce qui les rend laides. Un
vieil écrivain, Belot, donne, avec raison, je
pense, une importance diagnostique à la vei-
nosité faciale :

« Si les veines qui apparoissent au visage
sont petites et blanches, cela démonstre un
homme estre féminin, sans courage; mais si
elles sont grossettes et de cette même couleur, elles démontrent la personne avoir un
gentil esprit, subtil et cault. Si elles sont
grosses, et particulièrement celles du front
sur les tempes, et celle du milieu du front
dite *præparata,* elles démontrent l'homme
franc, libéral, lequel est subject à se captiver
sous le joug de Vénus. »

En parlant des yeux, il est presque banal
d'écrire qu'ils sont le miroir de l'âme, les plé-
nipotentiaires du cœur. Chacun reconnaît
dans son regard l'homme franc et l'homme
dissimulé; chacun sait que les yeux vifs reflè-
tent ordinairement une nature d'une impres-
sionnabilité exquise.

Le clignotement, assez disgracieux, des paupières, résulte ordinairement d'une myopie

mal corrigée et se produit à la lumière vive, chez les personnes nerveuses. Je conseille, contre ce tic désagréable, le port de verres correcteurs appropriés à l'état de l'acuité visuelle; quelques préparations toniques et antispasmodiques, les bains sulfureux, etc., etc.

La couleur des cheveux est souvent l'indice éloquent du tempérament de leur propriétaire : le lymphatisme est l'apanage habituel des blonds. Mme de Sévigné rapporte que, derrière ces teints de lis et de rose qui brillaient autour du roi Soleil, se dissimulaient bien des horreurs...

Il n'est pas jusqu'à l'oreille qui ne fournisse à l'observateur les plus sûrs renseignements. Que de fois nous avons pu corroborer les utiles remarques d'un savant confrère, le Dr A. Joux, qui a étudié à fond la physiognomonie des oreilles ! Une oreille blanche, souple, de forme élégante, de grandeur convenable, harmonieusement attachée à la tête,

ne saurait, en aucun cas, appartenir à un être
vulgaire. Une oreille rouge, rude, épaisse, au
lobule massif et sanguin, à la configuration
difforme, aux attaches vicieuses, appartient
ordinairement à un être ignoble, bestial, ré-
préhensible. Entre ces deux types extrêmes,
se placent une foule d'oreilles intermédiaires :
les oreilles grandes, charnues, indiquent les
instincts grossiers, les appétits inassouvis; les
oreilles minces, petites, mal sculptées et col-
lées à la peau, indiquent l'absence de juge-
ment, la jalousie, l'égoïsme, la bassesse...
J'ajouterai que la mobilité des oreilles indique
ordinairement une musculature bien dévelop-
pée; la statuaire antique et la poésie aimaient
à représenter comme dressant et agitant, à volonté, ses oreilles, Hercule, le dieu et le sym-
bole de la force physique.

... L'âge est révélé aisément par la physionomie. Chez l'enfant, l'abondance de la graisse
enlève, d'ordinaire, au visage son expression :
de même font, dans l'extrême vieillesse, les
sillons et les rides creusés par le temps. La
physionomie de la puberté, ce gai printemps

de l'homme, a un aspect tout autre que celle de la grave virilité. C'est à la puberté que se développe le bas du visage ; l'expression faciale, des plus caractéristiques, laisse lire à l'observateur les sensations nouvelles de l'organisme. Ainsi se justifie le mot fameux du grand Cabanis : « Le moral n'est que le physique envisagé à un point de vue particulier. » Le corps n'est que l'effigie de l'homme.

Mais c'est surtout dans l'étude de la maladie qu'il importe d'être physionomiste. Un médecin exercé reconnait l'anémie à la pâleur *cire vieille* du visage ; le cancer, à sa teinte jaune paille ; les affections du cœur, à la rougeur et aux varicosités capillaires des joues ; la fièvre typhoïde, à l'expression caractéristique d'inertie et de stupeur... Dans la paralysie faciale, les inégalités du visage sont aplanies : une moitié du visage est plate et comme effacée. C'est ce qui faisait dire à Romberg que la paralysie était, pour les vieilles coquettes, le plus puissant cosmétique. C'est aussi ce qui nous explique les succès théâtraux de ce grand comédien anglais paralysé, dont une moitié

de la face exprimait l'abattement complet et
l'autre la joie exubérante.

><

Certains visages sont, on peut le dire, la
vivante photographie des états morbides. Un
homme jeune, aux cheveux longs et soyeux,
aux grands yeux langoureux, à reflets bleuâ-
tres, que de longs cils ombragent; aux pommettes rosées et saillantes, aux joues creuses,
aux lèvres rétractées laissant voir de belles
dents, — est presque toujours un « poitri-
naire ». Hippocrate le divin ne s'y trompa
guère, lorsqu'il reconnut que l'Amour seul
ravageait les traits du roi Perdiccas, condamné
comme phtisique par tous ses médecins.

Un enfant à grosse tête, au teint rosé et
frais, à la peau fine, offrant des lèvres épaisses
et de mauvaises dents, — voilà un scrofuleux :
le visage est beau, mais d'une beauté particulière, dite *beauté scrofuleuse*.

Les maladies abdominales engendrent un
état facial particulier, déprimé et sombre,

grippé, empreint d'une constante tristesse : le teint est livide, la peau froncée, les lignes du visage sont tirées, les yeux cernés et caves... C'est ce qui faisait écrire à Bichat : « Les organes du ventre sont le siège des passions tristes »; ce grand homme considérait, non sans raison, le plexus solaire, comme une manière de *cerveau abdominal.*

Les convalescents ont un air particulier de franchise et d'innocence, qui souvent les rajeunit et les embellit toujours. Cela tient, dit-on, à ce que les *passions* se sont reposées, et n'ont point encore repris leur empire . . .

Chaque état de l'homme a donc, pour ainsi dire, son expression physionomique propre. Le visage humain est un livre sans cesse ouvert, mais où, seuls, ceux qui savent lire peuvent discerner la vérité.

La psychologie de la rougeur se résume, d'après Darwin, en ceci : nous portons attention sur notre visage, ce qui amène le relâchement des capillaires et leur inondation par le sang artériel. Pour ne pas rougir, il suffit (ce qui n'est pas toujours facile) de bannir de

notre âme ce sentiment qu'on voit sur notre
visage ce que nous voudrions cacher.

La mobilité du visage est telle, qu'elle peut
se prêter, en peu de temps, à toutes les expressions. L'hygiène commande de ne pas
abuser de cette merveilleuse flexibilité : rien
ne *décatit* et ne ride le visage comme l'habitude des grimaces et de la comédie. Au contraire, les sujets à expression calme gardent
ordinairement pendant très longtemps les apparences extérieures de la jeunesse. Avant de
passer, du reste, aux préceptes pratiques sur
l'hygiène du visage, rappelons ce mot de Vau-
venargues : « La volupté ride la jeunesse et
avance la mort. » Rien, en effet, n'est plus
fatal à la jeunesse du visage que l'abus nocturne
du plaisir intersexuel. Le sommeil est le roi
des cordiaux; mais le meilleur des oreillers
n'est point, comme l'insinue Shakespeare, le
sein de l'être bien-aimé; c'est cet oreiller
immatériel, une âme pacifique, doublée d'une
bonne conscience.

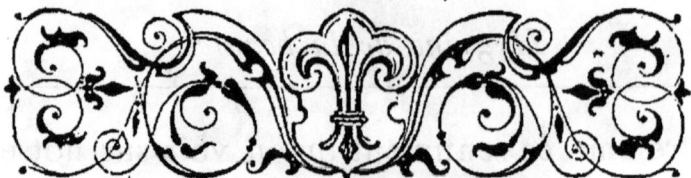

VII

L'HYGIÈNE DU VISAGE

YCHO-BRACHÉ était bouleversé par la vue d'une femme, vieille et laide. Le divin Platon affirmait qu'un beau visage était le plus intéressant spectacle de l'univers : nul ne saurait démentir cette assertion. Or, qu'est-ce qu'un beau visage ? Nous ne rentrerons point dans les considérations générales que nous avons exposées au cours des précédents chapitres. D'autant plus que les divergences sont extrêmement marquées selon les peuples et selon les individualités : comparez le Jupiter grec et le Bouddha des Indiens ! Et la déraison (dans ces matières de goût) va plus loin encore, lorsque l'Amour s'en mêle : « Le beau pour le crapaud, c'est sa crapaude. » (Voltaire.)

Si l'hygiène ne peut rien, d'une manière absolue, pour la beauté, presque essentiellement congénitale, de la physionomie, elle peut tout, en revanche, pour perfectionner l'allure et les expressions de cette partie, mobile, sensible et délicate au premier chef, de l'organisme humain. Pour posséder la beauté du visage, il faut nécessairement avoir déjà la beauté de l'esprit et celle du cœur, jointes à une parfaite santé physique. Voyez comme les souffrances organiques contractent les traits de la face, rougissent ou pâlissent le teint ! Voyez comment la haine, comment les pensées mauvaises d'une âme vile enlèvent, peu à peu, au visage sa riante sérénité, sa franchise ouverte, sa sympathique fraîcheur !

Le teint est l'élément, fragile par excellence, de la beauté faciale ; l'hygiéniste doit donc, tout d'abord, dicter les conseils capables de lui conserver sa douceur vermeille, son poli, sa carnation pure. Il faut pour ménager le teint,

éviter le froid et la chaleur exagérés, ainsi que
les alternatives de température : du reste, l'air
chaud semble surtout nuisible aux blondes et
l'air froid aux brunes. Rien ne hâle et ne
plombe le teint comme la brise fraîche de mer
ou l'action de marcher contre le vent. Le froid
aux pieds habituel est une cause commune de
congestion faciale, contre laquelle je conseille
journellement la douche froide de pieds,
merveilleuse dans ses résultats décongestifs.

Les émotions réitérées ont, chacun le sait,
une puissance altérante singulière sur le visage : eh bien ! c'est d'abord le teint qui en
est la première victime. La mauvaise digestion, la trop bonne chère, l'abus des viandes
fortes, des condiments, des épices, des liqueurs
et des vins vieux, les écarts de régime, etc.,
etc., voilà encore, voilà pour le teint d'irréconciliables ennemis ! Les corsets, chaussures
et vêtements trop serrés, par la congestion
permanente qu'ils entraînent sur le visage,
rougissent les joues ; les fatigues et les veilles
les pâlissent au contraire : le teint s'altère
ainsi, à la longue.

« Le corps, dit Hippocrate, n'est que l'effigie de l'homme. » Avoir bonne mine, c'est
avoir bonne santé.

⁎

Pour conserver, pour acquérir au visage un
coloris séduisant, il faut une vie sobre et régulière, un régime peu animalisé, l'usage habituel des eaux minérales naturelles digestives.
Il faut éviter les préparations internes de fer et
de quinquina, dont on abuse tant aujourd'hui,
et préférer les solutions ou eaux alcalines et
faiblement arsenicales ; entretenir la liberté du
ventre, favoriser le cours de la bile par des la-
vements froids répétés ; éviter les excès de
sommeil et d'exercice actif en plein air. Une
pratique très défavorable au teint est celle qui
consiste à se débarbouiller à grande eau, à faire
subir au visage des ablutions trop abondantes
ou trop fréquentes.

Il existe une foule de recettes plus ou moins
actives pour l'effacement du hâle. Henri III
employait un masque de fleur de farine et de

blancs d'œufs, qu'il laissait sécher toute la nuit
sur son visage, et qu'il enlevait le matin par des
lotions avec l'infusion de cerfeuil. Les femmes
danoises emploient, avec succès, un mélange
de crème fraîche et de farine de haricots.

L'usage habituel du savon est également très
mauvais. Pour ne pas flétrir le teint, pour ne
pas irriter la peau du visage, il faut se laver
doucement, soir et matin; à l'aide d'une ser-
viette de toile fine, légèrement mouillée d'eau
chaude pendant l'été et d'eau fraîche pendant
l'hiver. Les peaux grasses emploieront avec
avantage une eau alcaline, naturelle ou artificielle, ou mêleront à leur eau quelques
gouttes d'un alcoolat ou d'un vinaigre alcoolique de bonne qualité. Les peaux sèches
pourront employer la lanoline pure, ou un
peu de la mousse d'un savon bien neutre et
incapable d'offenser la fleur si sensible de
l'épiderme. L'usage modéré et *intermittent* de
la glycérine contracte le derme, efface les
rides superficielles et assouplit le revêtement
épidermique. Mais son usage exagéré finit par
dessécher, plisser et racornir les téguments,

surtout lorsque le teint est délicat et naturellement rosé.

La peau des joues est mobile et délicate. La
chlorose la bouffit; l'abus du baiser rend sa
coloration terne. Quant à la peau du front,
pour lui conserver son poli et sa teinte blanche,
il faut résister le plus possible aux émotions,
aux préoccupations, éviter les travaux et les
lectures prolongés. Les rides (on l'a de tout
temps remarqué) viennent de bonne heure
aux personnes nerveuses, sujettes à la migraine;
aux individus qui vivent par la pensée et dans
la méditation ; aux visages absorbés sans cesse
dans l'attention, la réflexion, la tristesse.

Pour éviter les rides, il faut fuir également
les passions tristes et les passions gaies. L'excès du rire est nuisible au même titre que celui
des larmes ; car on prend toujours le pli de
son expression. Voyez, par exemple, les rides
des libertins et des débauchés!... N'abusons
donc pas de la mobilité musculaire du visage ;
toute grimace laisse après elle un sillon : con-
templez les comédiens et leurs rides précoces !
Il faut remuer peu les traits, et renfermer les

expressions faciales dans les sages limites de la moyenne ; éviter le soleil, éviter de maigrir. Ce dernier précepte est très important : nous avons fait disparaître complètement les rides, chez une dame de quarante ans, par le traitement curatif de la maigreur. Quant aux substances grasses et aux fards, qui sont censés adoucir ou réparer les outrages du temps, leur action (est-il besoin de le dire ?) est aussi illusoire pour les rides que pour les cicatrices de la variole ou autres. L'électrisation bien maniée peut, dans certains cas très limités, rendre quelques services. Voici, enfin, une excellente formule contre les rides :

℞ Suc d'oignon de lys blanc. ⎫
  Miel de Narbonne . . . . ⎬ ââ 60 grammes.
  Cire blanche fondue   30   —
    M.

pour applications le soir.

Dans la Nouvelle Iconographie de la Salpêtrière, 1891, MM. Souques et J.-B. Charcot ont rapporté, sous le néologisme de *géromor-phisme* (aspect sénile), l'observation très intéressante d'une jeune fille de vingt et un ans, à qui un extraordinaire développement des rides cutanées aurait facilement fait attribuer l'âge de soixante-quinze ans. Les auteurs croient ce cas unique dans la littérature médicale. Il y en a au moins un autre, c'est celui que Ros-bach, dans sa « *Collection de travaux cliniques* » (Iéna, 1890), a publié sous le nom de *rhytidosis*, ou maladie des rides ; l'observation est celle d'un jeune homme à qui des rides cutanées donnaient l'aspect d'un vieillard, et doit vraisemblablement se rapporter au cas de la Salpêtrière *(Médecine Moderne)*.

Les courants continus peuvent, dans ces cas de rides précoces, restituer à la peau son élasticité et sa contractilité normales et augmenter sa souplesse et sa flexibilité en y réveillant une vitalité et une nutrition inusitées. Toutes les fois que la ride est causée par la flaccidité et la mollesse des téguments, je conseille avec succès l'emploi des courants continus.

La médecine cosmétique est des plus effi-

caces, pour combattre le hâle du visage, effacer
les taches de rousseur, ce cauchemar des peaux
fines. Il en est de même de l'acné frontal ou
mentonnier, des taches dites *farineuses*, de la
couperose au début, etc. Les petits boutons
rouges de l'acné *(boutons de santé)* sont fréquents dans les deux sexes, à l'époque de la
puberté, et chez la femme, à l'âge critique.
Ils apparaissent volontiers aux changements
de saison et coïncident parfois avec la dyspep-
sie ; ce sont eux qui empêchent certaines
dames de diner en ville, à cause de la congestion faciale *post prandium* qu'ils entraînent
toujours. La médecine possède, dans les préparations astringentes à base d'alun, de borax,
de teinture de benjoin, de soufre, etc..., ainsi
que dans les eaux sulfureuses naturelles ou
sulfo-arsenicales, des formules fort efficaces
et d'ailleurs variables selon les cas [1]. Je recommande aux personnes disposées à la couperose
de se laver avec de l'eau chaude aiguisée d'un
peu d'alcoolé de niaouli ou de cajeput.

[1] Voir au *Formulaire.*

Quant aux petites irritations de la face, l'amidon de riz en est le véritable topique. Malheureusement, comme il est peu adhérent et assez cher lorsqu'il est pur, on lui substitue, trop souvent, dans le commerce, l'albâtre, le talc, la craie, le bismuth, le gypse, etc., tous produits qui sont souvent pires que le mal. Sous leur action, l'incarnat flatteur du visage disparaît peu à peu, les traits se fanent et les rides apparaissent promptement sur le visage terni et desséché.

L'usage permanent du voile est excellent pour garantir contre les poussières et les impressions météoriques vives. Mais il exalte la sensibilité cutanée de la face et finit par lui enlever, peu à peu, son cachet de vigueur et d'alacrité. Usons donc du voile, belles lectrices, mais n'en abusons pas, si nous ne voulons pas sacrifier à la beauté du teint l'expression, si précieuse, du visage.

Le nez est la partie du visage la plus sujette aux éruptions acnéiques ou eczémateuses, aux rougeurs congestives, aux engelures, etc. Effilé et froid, décoloré, le nez indique la chlorose

et la phtisie ; rouge, gras et chaud, il est souvent un signe de pléthore et d'arthritisme. Le
nez bleu rougeâtre par le froid est souvent dû
à des varices internes de l'organe : on le
soigne avec succès par les courants continus
de force moyenne (tous les deux jours, une
séance de 10 minutes, les deux rhéophores
étant appliqués à chaque aile nasale). Chez
certains sujets lymphatiques, chez les femmes
constipées et mal réglées, le nez est sujet,
d'une façon intermittente, à des gonflements
douloureux, fort désagréables, qui apparaissent
à la suite du moindre écart de régime (diners
en ville, ingestion de vin pur ou de café,
etc...)[1]. Le nez est, en outre, la proie d'une
éruption spéciale, l'*acné punctata ;* ce sont
de petits points noirs, qui apparaissent à ses
ailes, et qui sont constitués par l'irritation des
follicules sébacés. Il faut bien se garder (sous
prétexte d'expulser de prétendus *vers*, qui ne
sont que de la matière sébacée concrétée en

[1] *Nasus sœpé rubet ex suppressis hémorrhoïdibus* (Plenck). Il
est certain que la suppression d'un flux sanguin habituel est
pour beaucoup dans les troubles vaso-moteurs du visage.

rubans) de comprimer avec les doigts ces
tannes : la compression les irrite, et c'est ainsi
que l'on entretient l'affection cutanée. On se
bornera à laver les points noirs avec une solution concentrée de bicarbonate de soude dans
de l'eau chaude, jusqu'à ce qu'ils soient entièrement effacés. On les badigeonnera ensuite à
l'alcool pur.

Pour éviter les éruptions du visage, il faut
suivre le régime général que nous avons indiqué pour l'herpétisme, et redoubler de précautions surtout à la puberté, à l'âge critique, aux
changements de saison. Il est très important
de veiller sur les fonctions gastriques et menstruelles, et d'entretenir la liberté du ventre : le
proverbe populaire a raison lorsqu'il confère au
lavement le pouvoir d'assurer un teint frais. Au
moment de l'âge critique, les démangeaisons
faciales et les bouffées de chaleur au visage
peuvent être heureusement calmées par des
lotions avec l'eau distillée de cerfeuil, aiguisée
de quelques gouttes d'acide chlorhydrique [1].

---

[1] Le Dr Jackson a démontré que l'usage de la morphine est
une cause active de couperose. Avis aux morphinomanes !

L'hygiène proprement dite n'a rien à voir avec les difformités de la tête, pas plus qu'avec les torticolis permanents, les déviations des vertèbres ou des membres, pieds-bots, etc. Ces difformités sont du ressort de l'orthopédie. Donnons, pourtant, ici, d'après Magitot, le traitement, généralement facile et efficace, du *menton de galoche*.

Le menton de galoche, souvent héréditaire, apparaît en général vers la septième ou huitième année, au moment de la seconde dentition. Le maxillaire supérieur au lieu de dépasser en avant le maxillaire inférieur, comme à l'état normal, est entraîné en arrière avec les dents de la région antérieure. Le maxillaire inférieur semble projeté en avant : dans l'occlusion de la bouche, les dents intéro-inférieures cachent absolument l'arcade supérieure et viennent rencontrer la lèvre supérieure.

C'est donc la mâchoire supérieure qui est restée en arrière. Ceci peut s'expliquer par une disposition même préalable de la partie du maxillaire supérieur qui porte les incisives, de l'*os incisif*.

D'après M. Magitot, tandis que le bec-de-
lièvre résulterait du manque de soudure de
l'os incisif avec le maxillaire, le menton en
galoche résulterait de la soudure précoce de
cet os, soudure qui aurait pour résultat d'im-
mobiliser prématurément les mêmes pièces et
de s'opposer à leur entraînement en avant.

Le traitement de cet affection doit donc être
orthopédique; l'appareil redresseur se compose : 1° d'un capuchon en caoutchouc vulca-
nisé qui recouvre les dents de la région an-
téro-inférieure; 2° d'un plan droit ou arrondi
en dos d'âne, fixé au bord libre du capuchon
et incliné d'arrière en avant et de haut en bas;
de telle sorte que, dans l'occlusion de la
bouche, les dents supérieures relevées, tom-
bant sur la surface inclinée, soient fortement
projetées en avant, entraînant dans le même
mouvement le bord alvéolaire. L'appareil,
souvent nettoyé, est porté nuit et jour et enlevé seulement au moment des repas. La guérison est d'autant plus rapide que le sujet est
plus jeune.

Les vices de conformation de l'oreille et du

nez, les adhérences, et chutes des paupières,
leurs renversements, hypertrophies, difformités, tumeurs, etc... dépendent de la chirurgie
oculaire. Pour éviter l'orgelet, dont la répétition fréquente entraine la calvitie ciliaire,
et à sa suite, les *yeux d'anchois*, il faut suivre
le régime doux recommandé aux furoncu-
leux, boire de l'eau de goudron, éviter la
lumière vive, les poussières, les courants d'air
sec et froid, les veilles, les voyages en chemin de fer, la constipation : fuir les aliments
âcres et de haut goût et les boissons alcooliques. L'inflammation du bord libre des
paupières sera combattue par des lavages avec
l'infusion de camomille, suivis d'onctions avec
une pommade composée de : vaseline blanche
8 grammes; précipité blanc et huile de bouleau,
10 centigrammes de chaque. Le même traitement s'applique aux affections furonculeuses,
dont l'orgelet n'est que le type palpébral.

A propos des oreilles, nous ne saurions trop
insister, dans l'intérêt de la beauté des filles,

en faveur de la suppression de cet usage absurde des boutons et des pendants d'oreilles.
Que d'eczémas chroniques, que d'abcès défor-
mants n'ont pas d'autre origine! Et combien
de charmants visages sont absolument défi-
gurés par les cicatrisations vicieuses d'un lobule auriculaire divisé[1]!... On devrait toujours
obliger les bijoutiers à ne pratiquer le perce-
ment des oreilles qu'à l'aide d'instruments
aseptiques : de cette manière, ils n'inocule-
raient point, comme ils le font trop souvent,
l'impétigo et l'ecthyma !

Le nez est souvent dévié d'un côté, à cause
de l'habitude de se moucher de la même main.
Le remède consiste à prendre l'habitude de
s'essuyer le nez tantôt à gauche, tantôt à

---

[1] Le Dr Unna a même signalé une observation de tuberculose communiquée par des pendants d'oreilles :
Une jeune fille de quatorze ans, d'une famille parfaitement
saine, portait les anneaux d'oreille d'une amie morte de phtisie. Bientôt apparurent sur les deux lobules, mais surtout à
gauche, des ulcérations aplaties à bords décollés. Les ganglions
du cou sont engorgés à gauche, matité du sommet gauche.
Bacilles tuberculeux dans les granulations des ulcérations
auriculaires et dans les crachats. La tuberculose suit une marche
rapide (*Wien med. Presse*, p. 1239, 1889).

droite, selon la déviation à combattre. Il faut
éviter les mouchoirs de coton, qui sont
irritants, et leur préférer ceux de fil ou de
chanvre. Quand la saison est rigoureuse, on
doit préserver avec soin du froid le nez, très
sujet aux engelures. On évitera d'épiler les
narines : cette pratique amène parfois une inflammation érysipélateuse de la muqueuse nasale, et des ulcérations rebelles. Matin et soir,
on lavera cette muqueuse à l'eau tiède. Si les
narines sont trop étroites ou d'inégale grandeur, on pourra les dilater avec des cylindres
d'éponge préparée, que l'on appliquera pendant la nuit.

Souvent, à la naissance ou dans les premiers
temps de la vie, apparaissent, sur le visage,
le cou ou les mains, des taches d'étendue variable, dont la nuance, plus ou moins foncée,
varie également du café au lait à la lie de vin.
Ces taches sont dues à la dilatation ou à la
rupture de vaisseaux sanguins de la peau : on
les nomme *nævi vasculaires, taches de vin,* ou
vulgairement *envies,* parce que le public les
attribue, facilement et volontiers, à des *envies*

que la mère aurait eues durant sa grossesse.
Un grand philosophe, le père Malebranche,
était si convaincu de l'influence de l'imagination sur ces taches, qu'il conseillait, sans rire,
aux femmes, lorsqu'elles désiraient quelque
chose, étant enceintes, *de se gratter par derrière*, « afin que l'enfant en portât la marque
seulement sur les parties du corps cachées
d'habitude ». Un auteur allemand, dont Ri-
cherand ne cite pas le nom, dit avec raison
que, si cette erreur populaire des envies était
fondée, les enfants seraient tous souillés « par
une image que je ne veux nommer, et qui est
l'objet de la convoitise du plus grand nombre
de femmes enceintes, vers le troisième ou
quatrième mois de la grossesse ». On écrirait
vingt volumes sur ce chapitre des *nævi*. Disons,
pour nous borner au point de vue pratique,
qu'ils sont généralement au-dessus des ressources de l'art. Dans l'enfance, ces taches
peuvent disparaitre par la vaccination, la liga-
ture ou mieux l'électrolyse et l'électropunc-
ture. Mais, plus tard, on ne peut que les pal-
lier, par la compression, les badigeonnages à

l'extrait de Saturne, les scarifications suivies
d'attouchements avec l'alcoolé de tanin, etc.

◈

Il n'en est pas de même des *éphélides* ou
taches de rousseur. Fréquentes chez la femme,
ces macules indolentes, grises ou safranées,
lenticulaires et peu saillantes, apparaissent sur
les joues, le nez, le front, le dos des mains,
dans la jeunesse, surtout chez les rousses et
les blondes. La plupart du temps, c'est le soleil qui est la cause de cette pigmentation cutanée ; il procède à l'égard des femmes (variété
de fleurs) comme avec les végétaux, dont il
augmente aussi la chlorophylle ou matière
colorante. Le *hâle* de la campagne et de la mer,
le *masque* de la grossesse (qui apparaît au 4e ou
5e mois), sont des variétés d'éphélides, disparaissant aisément par la suppression de la
cause déterminante, et les lotions avec le lait
d'amandes amères, l'eau de fraise, le lait virginal (teinture de benjoin), les solutions aci-
dules ou astringentes. (Voir au *Formulaire.*)

Quant aux taches de rousseur proprement
dites *(lentigo)*, on ne peut les guérir qu'en
desquamant, par lamelles, la mince pellicule
épidermique qui les recouvre. L'eau oxygénée,
les préparations à base de sels de plomb ou de
mercure, les solutions irritantes, les fards à
base de kaolin, réussissent très bien. Mais il
faut que ces moyens irritants soient employés
avec précaution, et toujours sous une direction médicale. Halkin indique un moyen très
efficace contre les éphélides rebelles : c'est
l'acide phénique concentré. Il faut en limiter
l'action à la tache elle-même, et éviter de
détacher la mince croûtelle qui se forme après
la cautérisation. On obtiendrait ainsi des guéri-
sons remarquables. Quant aux taches blanches
de la peau, connues en médecine sous le nom
de *vitiligo*, elles cèdent, souvent, aux lotions
tanniques alcoolisées et aux médications
internes anti-névralgiques : je préconise également, dans ces cas, l'électrisation par les
courants induits.

Le *chloasma* se guérit par un badigeon
vespéral avec la teinture d'ellébore blanc : le

matin, on l'enlève avec un peu de mousse de savon bien neutre.

Les petits boutons gris d'*acné* frontal, appelés *boutons de sagesse,* et inséparables de l'adolescence, disparaissent très aisément (ainsi que nous l'avons plusieurs fois remarqué) par les lotions avec l'eau hémostatique de Pagliari, préparée selon la formule inscrite au Codex.

Il nous reste à dire quelques mots des *verrues,* ces tubercules ronds, durs et raboteux, qui végètent fréquemment, à la face et aux mains, pénétrant par leurs racines jusque dans le tissu cellulaire sous-cutané. Les verrues sont aussi l'apanage de la jeunesse et des peaux fines et délicates. Elles paraissent, dans certains cas, contagieuses et l'on prétend même avoir pu cultiver leur microbe spécial... Lorsqu'elles sont pendantes, pédiculées, on peut en entraîner la chute en les serrant avec un fil de soie. Sinon, on les attaquera, *avec précaution,* par les agents chimiques ; le suc de citron, l'acide acétique, le perchlorure de fer, l'acide salicylique, l'acide nitrique, le nitrate acide de mercure, sont les agents le plus souvent usités. Il existe aussi un remède interne, trouvé par le docteur Lambert (de Haguenau) en 1853, et recommandé par nombre de praticiens éminents. On prend, tous les jours, une demi-cuillerée à café de magnésie calcinée, et l'on voit, au bout de quelques semaines, la pullulation des verrues s'arrêter, et les petites tumeurs existantes se flétrissent et s'atrophient. Pourquoi ? On ne sait, mais cela est ainsi.

On a conseillé aussi, dans les cas rebelles, la teinture d'iode à l'intérieur (Imossi) et les applications d'onguent gris additionné de 5 p. 100 d'arsenic (Altschul). Les agrégations de verrues, si rebelles aux traitements ordinaires, disparaissent par ce moyen.

Lorsque les verrues sont confluentes, on a, d'ailleurs, remarqué qu'il suffit d'en attaquer une pour voir bientôt les autres disparaitre et s'atrophier.

Certaines pigmentations sont, comme l'a
très bien dit Ricord, « des brevets de syphilis ».
Il faut alors que le spécialiste institue un traitement général et local que, pour ma part,
j'ai toujours vu suivi de succès complet.

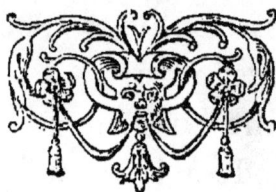

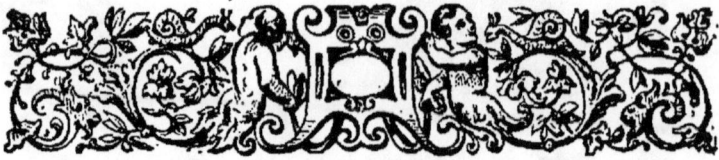

VIII

CONSEILS AUX FEMMES SUR L'HYGIÈNE
DE LA PEAU

LE teint blanc et rose, une peau fraîche et veloutée, mince et délicate, dont la pâleur, mate et bleuâtre, se rehausse, aux joues d'un brillant incarnat, peuvent être des dons de la nature, mais devenir aussi des conquêtes de l'art. Il y a longtemps que les femmes styriennes ont recours à l'arsenic pour obtenir la florissante fraîcheur qui caractérise leurs visages èt provoquer le vermeil développement d'un riche réseau capillaire artériel sous un épiderme fin et transparent. Les préparations arsenicales sont, en effet, celles qui excitent le plus efficacement la nutrition dermo-épidermique : lorsqu'elles sont habilement maniées, elles sont capables de rendre aux peaux les plus flétries la plus agréable vitalité.

Je n'en dirai pas autant des préparations ferrugineuses. Excellentes pour triompher de l'anémie, modifier le lymphatisme et arrêter les délabrements constitutionnels, elles ont le grave défaut d'exagérer la tendance au rouge vermeil et fleuri et d'allumer les joues féminines de feux peu séduisants, aux moments surtout de certaines époques ou bien sous l'action du vent et du soleil.

Lorsque la couleur pâle du visage (succédant à une vie sédentaire, aux chagrins, à la privation de lumière et aux causes débilitantes en général) indique la nécessité de recourir aux préparations martiales, pour vaincre la chloro-anémie et la faiblesse du sang, j'ai recours, avec avantage, à l'arséniate de fer, ou mieux au mélange de liqueur de Fowler et de tartrate ferrico-potassique. On peut continuer long-temps ces médicaments, sans produire cette viscosité sale du teint et ces tendances con

gestives que nous reprochons aux autres
préparations ferrugineuses.

Le teint jaune, coïncidant avec le tempérament bilieux, avec tendance aux plaques
cuivrées des joues et aux éphélides, se traite
également par l'arsenic, auquel on adjoindra
les fréquentes purgations à la rhubarbe. Cette
médication interne offrira l'avange de débarrasser la femme bilieuse de ses migraines, qui
fripent ses traits, cernent ses yeux et entraînent
les rides prématurées, c'est-à-dire la perte de
l'élasticité et de la contractilité des téguments,
sorte de vieillesse où de mort anticipées.

Car on l'a dit avec raison, les jolies femmes
meurent deux fois. Il n'est pas besoin d'être
grand clerc en observation pour remarquer
que les peaux brunes, fines, sèches, qui se
fendillent facilement, coïncident avec une
sensibilité particulière de l'estomac et surtout
du foie.

Un grand nombre d'altérations du teint
reconnaissent une cause nerveuse et morale,
succèdent à des préoccupations habituelles, à
des frayeurs, à des contrariétés. Lorsque vous

dites d'une femme qui ne se maquille point :
« Elle a tantôt dix ans de moins, tantôt vingt
ans de plus, » soyez certains que vous avez
affaire à une nerveuse, dont les fonctions
cutanées s'impressionnent avec une sorte de
prédilection. En compulsant les annales médi-
cales, ne trouve-t-on pas quantité d'affections
de la peau qui s'engendrent ou récidivent sous
l'action des causes morales ? L'eczéma, le
zona, le prurigo, l'urticaire, sont essentiellement liés au tempérament nerveux. J'ai
soigné, récemment, presque coup sur coup,
deux cas de *lichen* postconnubial. Point n'est
besoin de recommander, dans ces cas-là,
l'usage des antispasmodiques : c'est au casto-
réum et à la valériane que je donne alors la
préférence, parce que ces agents n'ont point
(comme les bromures, par exemple) d'action
retentissant sur la peau.

Un mot sur les physionomies grasses. La
distension de l'épiderme l'amincit et augmente
sa délicatesse ; les sécrétions sebo-sudorales
l'amollissent et l'humidifient. C'est ainsi que
s'expliquent la fréquence des fendillements

eczémateux et herpétiques, et la ténacité des éruptions en général, chez les personnes grasses : on dirait que la peau tendrait plutôt à se mortifier, chez elles, qu'à se cicatriser. Je me loue, dans ces cas, de l'emploi interne des préparations iodées, non pas des iodures alcalins, nuisibles à la peau, mais de la teinture d'iode en nature et des préparations iodo-tanniques. Je leur adjoins l'eau de chaux ou mieux l'hypophosphite de chaux, pour venir en aide à la nutrition épidermique.

Rien ne nuit au teint comme l'action du soleil et le changement de climat. Voyez simplement les Anglaises qui séjournent en France : elles nous arrivent avec un teint de roses pétries dans du lait, et elles s'en retournent avec un visage pelucheux et craquelé. Il n'y a pas, pourtant, une grande différence climatérique entre nos deux pays : il est vrai que le climat insulaire, par son humidité permanente, convient admirablement à la conservation du coloris facial et de la santé épidermique.

Si les variations extrêmes sont nuisibles au

teint, rien n'est plus favorable à la guérison
des dermatoses que de quitter les rues étroites
et les quartiers bas des grandes villes, pour
aller habiter à la campagne, dans un lieu sec
et élevé, en plein air pur. La furonculose et
l'urticaire chroniques guérissent-ils jamais
dans le milieu où ces dermatoses ont été con-
tractées? C'est surtout en Hollande, en Norvège, en Bretagne, en Ecosse et sur les bords
du Danube, que la géographie médicale a
observé, toutefois, les affections cutanées les
plus fréquentes et les plus rebelles...

Je ne reviendrai pas ici sur le régime alimentaire des herpétiques. Je ne répéterai pas
qu'ils doivent éviter les poissons, coquillages,
crustacés, fraises, framboises, cornichons,
miel, truffes, champignons, vin pur, eaux
gazeuses, café, thé, etc., etc. Je ne rappellerai
pas l'exemple des Français, nourris presque
exclusivement de porc, en Egypte! pendant la
campagne de 1799, et revenant porteurs des plus
superbes éruptions, — au point de devenir
cause sensible de progrès pour l'étude, alors
embryonnaire, des dermatoses en France!...

. En terminant, je veux mettre les dames en
garde contre les soins excessifs de propreté,
souverainement nuisibles à la beauté du
visage. L'abus des lavages avec l'eau chaude
ou l'eau froide, avec l'eau de Cologne ou les
divers vinaigres de toilette, dissout et supprime l'enduit sébacé, qui donne son velouté
à la fleur de l'épiderme ; produit une sorte de
lessivage continu; qui écaille et atrophie, à la
longue, les teints les plus avenants. L'abus des
alcalins (borate ou bicarbonate de soude) produit une sorte de rougeur luisante des joues,
qui finissent par rassembler à cet encaustique
facial et mafflu de certaines maritornes:

Aux peaux sèches, je recommande la lanoline bien pure, qui, par son pouvoir hygro-
métrique, pénètre, assouplit et lubréfie la
peau, en comble les crevasses, en dissout
les squames et épaississements. Plus irritante
que lénitive, la glycérine ne convient pas,
surtout si la peau offre des tendances aux
éruptions herpétiques. Je conseille donc la
lanoline, qui possède toutes les propriétés de
la glycérine, avec la douceur en plus. La

lanoline est encore un exemple de vieux-neuf, puisque Ovide nous apprend que l'*œsype*, le cosmétique si cher aux dames romaines, empruntait au suint des brebis ses onctueuses propriétés. Or, la lanoline n'est que du suint épuré chimiquement : elle reproduit et nourrit, en quelque sorte, les peaux sèches, surtout pendant l'été. En hiver, la glycérine est parfois préférable, parce qu'elle ne gèle qu'à — 26° et ne s'évapore jamais à l'air. C'est pourquoi les dames russes y ont toujours recours, dans leurs promenades en traîneaux, afin de préserver leur teint contre les extrêmes rigueurs du climat hivernal.

POUDRE DE RIZ ET FARDS

De tout temps, le beau sexe a cherché à embellir et à protéger son teint en poudrant son visage. Chez les Romains, cette pratique était poussée si loin, que la plupart des coquettes restaient à la maison, la face revêtue d'épaisses couches de pâte : c'est ce qu'on appelait le *vultus domesticus*, le *masque au mari*. Aujourd'hui que l'art doméstique s'est affiné, comme tout le reste, la femme se contente le plus souvent de la poudre de riz. La poudre de riz ést vraiment reine dans l'arsènal de la coquetterie féminine. Il se consomme aujourd'hui, des quintaux de cette substance qui n'a d'ailleurs du riz que le nom.

La plupart de ces poudres actuellement usitées ne sont autre chose que de véritables fards, déguisés sous un agréable euphémisme. Leur composition, en effet, comprend la craie, le talc, le bismuth, l'albâtre, l'oxyde de zinc, le carbonate de magnésie... Ce sont donc des poudres minérales, d'ailleurs, généralement inoffensives ; car, à l'inverse des fards, elles sont bien rarement mélangées à des substances toxiques (céruse, etc.). On utilise ces poudres pour masquer les rougeurs du teint, les cicatrices, boutons, taches de rousseur, etc..., parce qu'elles adhèrent bien mieux à la peau que les poudres végétales.

De l'amidon de riz, il ne faut point parler, parce qu'il est vraiment trop peu adhérent.

Mais l'amidon de blé devrait, suivant une bonne hygiène, constituer toujours la base des poudres du visage : car il jouit de propriétés adoucissantes et absorbantes que ne possède aucune poudre minérale. De plus, il adhère suffisamment, surtout si l'on y mêle un peu de talc pulvérisé en poudre impalpable, ou encore un peu de poudre de lycopode, dont la valeur hygiénique est connue de toutes les mères.

Une poudre de ce genre, à base surtout végétale, est précieuse pour protéger la peau contre les températures extrêmes, et contre les variations brusques du thermomètre ; très utile pour calmer les légères irritations et refouler les efflorescences du tégument externe ; indispensable, dans les grandes réunions nocturnes (soirées, bals, théâtres), où le visage, la gorge et les épaules des invités sont plongés dans une atmosphère ardente et viciée, nuisible au plus haut point à cette fleur, si éminemment flétrissable, de l'épiderme.

Il faut rejeter la poudre d'iris, très irritante pour la peau, lorsqu'elle est employée seule ou mélangée dans de trop larges proportions avec la poudre d'amidon. Les poudres du visage ne doivent point, du reste, être trop vivement parfumées : sinon, elles causent volontiers des maux de tête et des accidents nerveux, que nous avons observés surtout chez les personnes usant de poudres parfumées avec les essences artificielles de fruits, journellement découvertes par les progrès de la chimie.

※

Les fards remontent à la plus respectable antiquité. La coquetterie et le désir de plaire ne sont-ils point nés avec Ève ? Dans l'Ancien Testament, les Juives emploient, à toutes les pages, le sulfure d'antimoine ; et la reine Jézabel se montre (on le sait) comme une *maquilleuse* de première classe. Plus tard, nous voyons les Romaines faire de l' « *ars ornatrix* » ou « *fucatrix* » un abus, dont n'approchèrent jamais, même au théâtre (où le fard est pourtant indispensable), nos artistes contemporaines les plus *émaillées*.

Le fard embellit rarement, malgré l'opinion
de l'auteur de *Wenceslas :*

> Un visage commun s'embellit par le fard :
> Le beau n'a pas besoin de l'ornement de l'art.

Toutefois, si l'on use avec habileté, prudence
et précaution, d'un fard de bonne qualité, on
peut incontestablement rehausser la fraicheur
des traits, et supprimer, avec avantage, de la
physionomie les stigmates de la douleur et de
la fatigue. En un mot, on doit user du maquillage comme d'un artifice innocent... et intermittent ; et non le transformer en un art déco-
ratif pour récrépir les ruines des années et se
soustraire au temps, « cet insigne larron ». A
moins, toutefois, que profession n'oblige ! Cela
va sans dire...

Les principaux fards sont *blancs, rouges,
bleus* ou *noirs.* Les fards blancs perdent, chaque
jour, un peu de leur importance commerciale,
à mesure que les poudres de riz et autres ve-
loutines, *fards déguisés*, gagnent davantage de
terrain. Il faut se garer comme de la peste de
ces fards blancs, admirablement adhérents,

couvrant à merveille, et fallacieusement dési-
gnés sous les noms de : *blanc d'argent, blanc
de perle,* etc... Ils contiennent la dangereuse
et sournoise *céruse,* et exposent aux plus graves
accidents du *saturnisme* ou empoisonnement
par le plomb. Les fards contenant de la céruse
sont, d'ailleurs, très faciles à déceler par la
réaction suivante : une solution d'iodure de
potassium leur donne une belle colloration
jaune vif.

Les fards à base de céruse disparaissent,
d'ailleurs, il faut bien le dire, de la circulation.
Les progrès de l'hygiène publique et les opérations du Laboratoire municipal surtout, les
réduiront bientôt, nous l'espérons, à l'état de
mauvais rêves.

Avec l'oxyde de zinc ou blanc de Thénard,
on peut, d'ailleurs, faire d'excellents fards
blancs, qui ne sont nullement toxiques. Le
sous-nitrate ou mieux le sous-chlorure de bismuth (sels également inoffensifs, *lorsqu'ils
sont chimiquement purs*), mêlés au talc et
écrasés avec l'axonge, le blanc de baleine et
la glycérine, dans de certaines proportions,

fournissent également un excellent produit. L'albâtre est très employé en parfumerie, et il existe à Paris de nombreux moulins qui pulvérisent peu à peu les Buttes-Montmartre, pour les emboîter ou embouteiller, graduellement, chez les parfumeurs parisiens. Les expressions *gorge et mains d'albâtre* ne sont point, on le voit, de simples licences poétiques. C'est un véritable récrépissage que

« *Corporis humani tristes reparare ruinas !* »

Le fard rouge s'emploie liquide (vinaigre de rouge), solide, pulvérulent, en pommade ou en crêpons. Il contient parfois les sels les plus dangereux de mercure et d'arsenic, le vermillon (cinabre, sulfure de mercure), ou le réalgar (sulfure d'arsenic). Nous avons fait analyser, dernièrement, un fard rouge d'origine allemande, qui était du vermillon pur. Ce produit était évidemment destiné à l'exportation seule ; car l'Allemagne est bien plus féroce (et avec raison) que notre pays, pour les produits toxiques échappés des parfumeries.

On fabrique un fard rouge excellent et absolument inoffensif, à l'aide du carmin de *safra-num*, rouge de *carthame*. Ce dernier est surtout usité, parce que le carmin de cochenille n'est pas aussi éclatant. On a essayé aussi la *rosa-niline*, qui fournit un fard très tenace, trop tenace peut-être, et d'une couleur moins naturelle que le rouge dit *végétal*.

Le fard bleu (*lazulite*) sert à imiter les veines : il est fait à l'aide du talc et de l'indigo, bien préférable au bleu de Prusse. Le fard noir, ou fard *indien*, dont la base est du noir de fumée, sert surtout au maquillage des yeux. Autrefois le fard noir fit tellement fureur, à la cour de Pierre le Grand, que les dames russes s'épilaient complètement contre les sourcils, pour substituer à leur arc naturel une épaisse couche de plombagine. Aujourd'hui, les *crayons pour les yeux* servent surtout à agrandir la fente externe des paupières, pour la confection des yeux dits *en amande*[1]. Certaines coquettes ont utilisé les propriétés dilatatrices de la pupille que possèdent l'atropine et la belladone (*bella*

---

[1] Voir notre rapport sur l'Exposition d'hygiène de Varsovie : *L'hygiène en Pologne.*

donna), pour se procurer un regard vif et un œil agrandi par le moyen de l'eau distillée de belladone. Inutile de dire que ces pratiques présentent, pour l'acuité visuelle comme pour la santé générale, de graves inconvénients. Pour ma part, je me sers de l'eau de belladone contre la rougeur et la moiteur faciale : mais je recommande toujours d'éviter le contact de cette lotion avec le globe oculaire.

L'usage habituel des fards est contraire à l'hygiène, parce que ces préparations gênent les fonctions de la peau, dont elles bouchent plus ou moins les pores. La peau finit alors par se dessécher et se parcheminer, et la laideur suit : le visage *se marque*, pour cette raison, bien vite, au théâtre !

Lorsqu'on use des fards, il faut : 1° éviter de généraliser leur application sur une trop vaste étendue du territoire cutané, afin d'entraver le moins possible le fonctionnement de la peau ; 2° se soumettre, *dès que l'effet cherché se sera produit*, à un nettoyage à fond des parties *maquillées* ; 3° enfin et surtout, n'employer que des préparations dont on saura

pertinemment la parfaite innocuité. A cet
égard, nous ne saurions trop recommander à
nos lectrices les excellents produits de la maison Dorin (de Paris).

Quand on n'est plus jolie, on peut toujours
chercher à ne pas devenir laide. C'est ce que
cherche à vous enseigner l'*Hygiène de la
beauté*. Mais remarquons bien que ce sont les
femmes qui auraient le plus à rougir qui, fréquemment, mettent le plus de rouge !

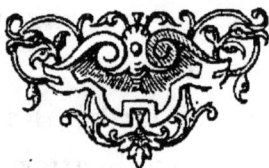

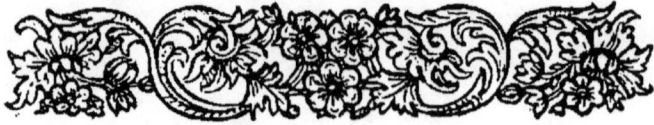

IX

LES COSMÉTIQUES

On nomme ainsi, en hygiène, les substances destinées à la décoration humaine, à la beauté du corps ; et l'on appelle
« *la cosmétique* » cette portion de notre art
qui s'occupe d'embellir la peau, de lui conserver ses qualités, de masquer ses fautes
d'orthographe. La science cosmétique, très
étendue et surtout *empirique* (dans le bon sens
du mot, c'est-à-dire : *dépendant de l'expérience*), se trouve sur la limite incertaine qui
sépare l'hygiène de la thérapeutique. Elle
signale peut-être davantage ce qu'il faut éviter
que ce qu'il faut faire, pour tonifier les chairs,

entretenir la finesse des tissus, préserver la peau des éruptions, ses plus cruelles ennemies, etc. Elle fait la guerre aux préparations qui gênent le fonctionnement des pores, font perdre aux tissus leur rétractilité et amènent des rides précoces : c'est ainsi que l'abus des fards, des cold-creams, des poudres, des vinaigres, en entravant la respiration cutanée, gerce l'épiderme et amène des éruptions. Les cosmétiques ne doivent être ni trop acides, ni trop alcalins. C'est dire qu'il faut user des vinaigres avec modération et surveiller avec soin les savons que l'on emploie.

Il est, dans le commerce, des cosmétiques très dangereux, renfermant les poisons les plus violents. Ce sont généralement les produits décorés de titres très ronflants d' « *extrait végétal, à base de plantes exotiques*, etc... », qui recèlent traîtreusement des sels de plomb (litharge, céruse, extrait de Saturne, minium) ; du nitrate d'argent, des sels de mercure (calomel, sublimé, cinabre, minium) ; d'arsenic (sulfure), etc. Nous renvoyons nos lectrices soucieuses de leur santé aux remarquables rapports de M. Charles Girard, directeur du Laboratoire municipal. Elles pourront s'édifier sur la composition chimique d'une foule de produits vantés par les réclames : teintures *progressives* à base de plomb, fards à base de céruse, laits *virginaux* à l'extrait de Saturne, etc... Glissons, n'appuyons pas...

Le savon est la résultante de la combinaison des corps gras et des alcalis. Les savons durs ont la soude pour base et, comme corps gras, le suif, l'huile de palme, etc... Les savons mous ont une réaction alcaline : ils sont formés de potasse et d'huiles végétales. Le savon est le roi des cosmétiques : c'est lui qui déterge la peau de ses matières graisseuses et de ses résidus épidermiques, qui polit ses aspérités et excite ses fonctions exhalantes ; il ramollit aussi les poils et facilite ainsi l'action du rasoir. Les savons de toilette sont fréquemment colorés avec des sels métalliques : car les alcalis, usités pour leur fabrication, attaquent et décomposent presque toutes les tein-

tures d'origine végétale. Il faut employer de
préférence le savon blanc ou jaune (le rouge
est coloré avec des sels de mercure, le marbré
avec le vitriol vert, le vert avec l'oxyde de
chrome). Quant au savon transparent, dit *à la
glycérine*, il est fait de savon dur trempé dans
l'alcool bouillant.

Le savon-ponce renferme 20 p. 100 de
poudre de quartz : il est excellent contre les
callosités épidermiques. Méfiez-vous des savons allemands, fabriqués avec l'huile de
coco. Ils moussent abondamment, mais ils
laissent à la peau une odeur infecte. On peut,
d'ailleurs, par d'intelligentes combinaisons,
rendre les savons non seulement innocents et
agréables, mais encore toniques et médicamenteux : le blanc de baleine, les plantes aromatiques, le santal, le goudron, le camphre,
le genièvre, la mauve, le borax, l'extrait de
son, etc., sont susceptibles de communiquer
aux savons des propriétés vraiment salutaires
pour la peau. Mais l'essentiel, pour le visage
surtout, c'est que le savon ne soit ni rance ni
trop alcalin : sinon, il est irritant, échauffant

pour la peau, sur laquelle il causera des cuis-
sons, des gerçures, des rides, des dartres farineuses, etc.

Une excellente préparation contre les gerçures des mains et des lèvres s'obtient avec la
formule suivante :

On fait dissoudre au bain-marie :

       Grenétine . . . .   8 gr. 50
       Eau de rose . . . .   180 grammes.

Le liquide refroidi et encore fluide est additionné de 20 grammes d'albumine, on chauffe
de nouveau, l'albumine se coagule et on
obtient un produit très limpide que l'on mélange avec 180 grammes de glycérine tenant
en dissolution 0,75 centigrammes d'acide salicylique. On filtre sur un entonnoir à eau
chaude : la préparation est ensuite versée
dans des flacons à large ouverture où elle se
prend en masse.

X

LA BOUCHE ET LES DENTS

A bouche est, si l'on peut dire, un des miroirs de la santé. Il est certain que des lèvres vermeilles, des dents bien conservées et bien implantées, des gencives rouges et fermes, sont les indices d'une belle constitution ; il est certain aussi que les mauvais états généraux, les tares organiques, quelles qu'elles soient, retentissent sur l'état de la bouche, pâlissent les lèvres, déchaussent et carient les dents, rendent les gencives blafardes et saignantes. Il faut donc attacher au traitement interne une importance capitale, et soigner, avant tout traitement local, les états

constitutionnels dont le dépérissement de
l'appareil buccal peut être le symptôme :
chloro-anémie, lymphatisme, scrofule, diabète, albuminurie, hémophilie, etc., etc.

Les soins hygiéniques que réclament les
lèvres sont ordinairement fort simples ; la muqueuse si délicate qui les recouvre devra être
l'objet de minutieux soins de propreté, surtout aux commissures, où des éruptions herpétiques se produisent facilement sous l'influence des moindres irritations. La vitalité et
la vascularisation des lèvres pourront être
favorisées, de temps à autre, par des succions
ou une morsure légère ; mais il faudra éviter
de s'exposer, les lèvres étant humides, à l'action du froid ou du vent, si l'on veut éviter
les gerçures et les crevasses.

Ces dernières guérissent, d'ailleurs, aisément par les lotions émollientes (eau de guimauve) et par les onctions grasses avec les
cosmétiques au raisin et à la rose, ou simplement avec la pommade fraîche de concombre.
Si la gerçure persiste, on emploiera la glycérine *bien neutre*. Mais il faut user avec pru-

dence de ce dernier agent, dont on a actuellement tendance à faire abus pour les soins de la
la toilette : fréquemment appliquée sur les
lèvres, la glycérine ternit et anémie ces organes, et, par une sorte de tannage, supprime
leur élasticité naturelle et leur rougeur animée.
La grosseur des lèvres est signe de lymphatisme, leur pâleur, signe de chloro-anémie,
leur lividité bleuâtre, signe d'asthme ou d'affection du cœur ; leur sécheresse, signe de
diabète. Les lèvres saines doivent être humides
et vermeilles.

En dehors des états constitutionnels, dont
nous ne saurions nous occuper ici, on peut
dire que l'hygiène des gencives se confond
avec celle des dents. Les dents sont les cré-
neaux des lèvres.

— Rien ne rend gai, croyons-nous, comme
de belles lèvres et de belles dents, parce que
l'on s'efforce de les étaler au grand jour !

« Il n'est pas de vilaine femme avec de
belles dents, » a dit Jean-Jacques.

Les soins à donner aux dents sont souvent
négligés, sinon méconnus. Ces organes si
délicats (dont on n'apprécie bien la valeur que
lorsqu'ils font défaut) sont destinés à broyer
les aliments, et non à casser des corps durs ou
à couper du fil : chaque fois qu'on détourne
ainsi les dents de leur but physiologique, on
s'expose à érailler l'émail dentaire et à ouvrir,
par cette éraillure, une porte d'entrée à la
carie. Il faut éviter avec soin pour la bouche
les températures extrêmes : l'usage des boissons glacées, comme celui des boissons très
chaudes, fait éclater l'émail et cause la perte
des dents ; l'exemple des Anglais qui boivent
le thé bien chaud, celui des Espagnols, qui
ingurgitent le chocolat brûlant, sont célèbres
à ce dernier égard. Plus dangereux encore,
peut-être, est le passage brusque du chaud au
froid, et l'on peut dire que l'habitude française de boire du vin frais après le potage
chaud est la source de nombreuses caries dentaires.

L'usage de certaines eaux est connu pour altérer les dents ; c'est ce qui explique pourquoi

des régions, analogues par la race et les mœurs, et même des pays très voisins les uns des autres, présentent des habitants si différents au point de vue de l'appareil dentaire. Les eaux magnésiennes, ferrugineuses, et surtout calcaires (puits de Paris), ont été souvent incriminées et avec raison.

Nous donnons, au *Formulaire*, la méthode pour nettoyer les dents noircies par les préparations ferrugineuses. Disons ici que l'antipyrine (dont on fait de si grands abus) noircit également lés dents, ou plutôt les jaunit. L'eau oxygénée en frictions enlève ces taches disgracieuses.

Parmi les aliments nuisibles aux dents, il faut citer principalement les acides (vinaigre, citron) et les aliments sucrés : ces derniers n'agissent, d'ailleurs, dans ce sens, qu'à la faveur de la transformation du sucre en acide lactique, qui attaque l'émail dentaire. C'est pour cela que, chez les diabétiques, les dents s'altèrent, sous l'influence de la fermentation du glycose contenu dans la salive ; chez ces malades, les dents perdent peu à peu leur consistance et prennent une transparence cireuse caractéristique.

Pour éviter l'influence de l'alimentation sur le système dentaire, il faut se rincer la bouche après chaque repas avec de l'eau tiède, et se servir du cure-dents. Le cure-dents doit être fait de plume ou de bois : les cure-dents métalliques, fussent-ils en or, sont dangereux pour l'intégrité de l'émail. On peut encore nettoyer les interstices dentaires en passant délicatement entre chaque dent un morceau de fil tendu.

Quelle est l'action du tabac sur l'appareil buccal ? La pipe use les dents et ulcère parfois les gencives et les lèvres; mais la fumée a-t-elle par elle-même une action malfaisante sur l'appareil dentaire ?

Cela est peu probable. Certains auteurs prétendent même que la nicotine, a, sur les dents, une action bienfaisante, en neutralisant, par son alcalinité, les acides de la bouche et en tuant, par ses propriétés antiseptiques, les micro-organismes de la salive et de la carie. De plus, le charbon qui se dépose sur les dents et les noircit serait pour elles un excellent agent de conservation. Ces propositions, adoptées récemment à la Société odontologique de Londres, sont-elles bien scientifiques ? Nous ne saurions l'affirmer ; quoi qu'il en soit, les fumeurs sont vraiment à l'abri de la carie et des douleurs dentaires ; c'est un fait d'observation. Nous serions tenté de l'expliquer par l'action conservatrice du sulfocyanure de potassium, que Claude Bernard a constaté en abondance dans la salive des fumeurs, préservés ainsi, de l'odontalgie,

« Ce mal plus douloureux que le plus grand remords ! »

Outre les lavages de la bouche, qui doivent suivre chaque repas, on doit, matin et soir, livrer ses dents à la brosse. Celle-ci devra être plus ou moins rude, suivant la susceptibilité individuelle que présentent les gencives ; on habituera graduellement ces dernières à une friction dure ; c'est la meilleure manière de les tonifier. On commence par employer une brosse faite avec les poils souples et doux du blaireau, et l'on arrive, peu à peu, à la brosse faite avec les poils fermes et durs du sanglier [1].

On peut, du reste, afin de corriger la susceptibilité des gencives, les badigeonner légèrement tous les soirs avec un mélange de parties égales de teintures de ratanhia et de pyrèthre, et mâcher quelques pastilles de chlorate de potasse non sucrées : sous l'influence de ce traitement, on voit ordinairement les gencives molles et blafardes devenir résistantes et rosées. Une médication plus énergique, dans le cas où la précédente échouerait, consiste à toucher tous les jours les gencives avec une solution d'un gramme de chloral hydraté dans cinquante grammes de teinture de cochléaria.

Pourquoi l'hygiène de la bouche et la conservation des dents exigent-elles l'emploi fréquent des lavages et de la brosse ? C'est parce

---

[1] Il ne faut pas non plus exagérer ces soins, ni déchausser les dents à force de les brosser, comme opèrent certaines femmes galantes signalées par M. Cruet.

que le liquide salivaire, qui baigne constamment l'appareil buccal, laisse sans relâche déposer dans la bouche (ou plutôt *précipite*, pour employer le mot technique) des particules jaunâtres, que l'on nomme *tartre dentaire;* ce tartre, composé principalement de carbonates calcaires, est susceptible d'acquérir un durcissement incroyable; on peut dire qu'il cause la moitié des déchaussements des dents. et les trois quarts des inflammations de la bouche. Les dépôts de tartre sont parfois si considérables qu'ils peuvent englober chaque mâchoire en une masse unique, enveloppant les dents d'une sorte de gangue calcaire. Les faits de ce genre, qui ne sont pas très rares, au dire des spécialistes, ont donné lieu à ces récits fabuleux d'individus ayant, pour chaque mâchoire, une seule dent semi-circulaire.

Nous disions que le tartre cause, à lui seul, la moitié des déchaussements des dents, et les trois quarts des inflammations de la bouche. Ses dépôts ont lieu surtout chez les goutteux, et chez ceux qui s'acheminent vers la goutte en buvant sec et en mangeant bien. C'est pour cela que les individus des classes riches vont, tous les six mois, *chez leurs dentistes se faire nettoyer la bouche,* c'est-à-dire démolir leurs stratifications de tartre, accumulées à grands frais. L'opération est assez délicate et nécessite une certaine habileté. Mais, en général, l'usage énergique de la brosse suffit à prévenir les dépôts tartriques. Aussi doit-on habituer de bonne heure l'enfant à cette manœuvre d'hygiène, indispensable au système dentaire pour sa conservation.

La brosse à dents n'est jamais employée à sec. Elle est généralement mouillée d'eau tiède ou de dentifrices liquides, dont les formules sont variables, on peut même dire illimitées. On doit se garder, en général, pour les dents, des cosmétiques acides ; leur emploi, dangereux lorsqu'il est mal manié, doit être réservé aux spécialistes. Fuyez comme la peste ces dentifrices japonais... ou autres, à base d'alun, qui ont causé la perte de tant de dentitions, sous le prétexte de leur donner la blancheur éclatante. En d'autres termes, méfiez-vous des poudres qui blanchissent trop bien : *elles sont acides*. Un des meilleurs dentifrices liquides (parce qu'il est souvent très utile et surtout parce qu'il présente rarement d'inconvénients) consiste en une solution de chlorate de potasse dans l'eau, additionnée de teinture de cachou et de quelques gouttes d'essence de menthe.

Quant aux poudres dentifrices, les meilleures sont les poudres végétales, la poudre de charbon, par exemple, qui possède des qualités absorbantes et désinfectantes de premier ordre : on y ajoute en général de la poudre de quinquina, pour rendre le dentifrice tonique, de la poudre d'iris de Florence pour le parfumer, un peu de chlorate de soude, etc...[1].

Il faut employer, toutefois, avec de grandes précautions, et sur les dents seules, la poudre à base de charbon, sinon, on s'expose à avoir, au bout de peu de temps, les gencives tatouées en noir d'une manière indélébile, par les in-

[1] Les poudres composées renfermant du chlorate ne doivent pas être porphyrisées, sous peine d'explosion possible. Le chlorate porphyrisé leur sera ajouté à part.

crustations de poudre qui s'y déposent. Les poudres minérales trop dures (corail, agate, émeri, pierre-ponce, yeux d'écrevisses, quartz, etc.) sont à rejeter parce qu'elles rayent, à la longue, l'émail dentaire et ouvrent ainsi la porte à la carie. La craie camphrée est également nuisible à l'émail, pour des raisons chimiques.

Nos lecteurs trouveront, au *Formulaire,* plusieurs ordonnances de cosmétiques buccaux, et d'autres concernant la désinfection de l'haleine. Ces dernières ne s'appliquent évidemment à cette infirmité que lorsqu'elle est de cause locale. Nous avons étudié ailleurs *(Odeurs du corps humain)* les causes de l'haleine fétide, et c'est d'après cette étude que le praticien pourra diriger ses efforts de traitement, dans les cas difficiles.

Pour corriger les senteurs d'ail ou de tabac, rien ne vaut les tablettes de cachou de Bologne, dont la formule est bien connue. Pour tonifier la muqueuse buccale, nous conseillons encore de la laver, trois fois par jour, avec de l'eau tiède additionnée de quelques gouttes d'un mélange (à parties égales) de teinture de pyrèthre et d'alcoolature de cresson du Para. Pour absorber les gaz odorants, chez les personnes sujettes aux éructations, il faut employer les pastilles de charbon végétal aromatisées.

Nous n'insisterons pas davantage sur les dangers que présentent pour le public la plupart des dentifrices du commerce, que ces dentifrices soient pulvérulents, mous ou liquides. Le public, en effet, à défaut des Conseils d'hygiène, fait souvent justice des mauvaises préparations, en même temps qu'il fait le succès de celles qui le méritent. Nous demanderions néanmoins, de la part de l'autorité compétente, un peu plus de surveillance pour tous les produits, en général, qui échappent à l'officine *inspectée* du pharmacien.

Ferons-nous maintenant pénétrer nos lecteurs dans le détail des soins que nécessitent les affections dentaires ? Non. Car, outre les connaissances spéciales qu'exige cette étude (et que nous n'exposerions que sous peine de délaisser le genre lisible pour le genre ennuyeux), nous sortirions ainsi du domaine de l'hygiène, qui prévient les maladies, mais ne les guérit point, et nous entrerions dans le domaine de la médecine, jusque dans l'antre peu accessible des spécialistes !

Mais nous ne quitterons pas les dents sans parler des recherches intéressantes de M. E. Kirk sur la carie dentaire de la grossesse. D'après cet auteur, dont le *Philadelphia medical Times* a publié le travail, il faut rechercher la cause des caries dentaires chez la femme enceinte, dans l'appel des sels calcaires qui se fait à l'organisme de la mère pour former le tissu osseux du fœtus. La conclusion est que, pour prévenir la carie de la mère et fortifier à la fois le squelette de l'enfant, il faut administrer, dans ce cas, des préparations de phosphate de chaux.

Les envies si connues des femmes grosses pour le plâtre, la craie, l'ardoise et autres substances minérales s'expliquent enfin. Elles répondent à un besoin naturel de l'organisme, très analogue à celui des poules pondeuses qui vont chercher le plâtre et la chaux, dans le but de constituer à leurs petits une coquille résistante et solide.

Donnez donc du phosphate de chaux aux femmes enceintes, et vous démolirez le vieux proverbe : « Chaque grossesse coûte une dent à la mère. » — *Venienti occurrite morbo !*

Les altérations des dents sont susceptibles de commencer dès les premiers mois de l'existence ; et l'on voit assez souvent des caries survenir chez des enfants de dix-huit mois à deux ans. Ces caries peuvent déterminer des abcès, des fistules, des cicatrices difformes, des pertes du bord alvéolaire de la mâchoire ; et, secondairement, des troubles profonds et permanents, dans le développement normal de la deuxième dentition, c'est-à-dire de la dentition définitive.

Il faut, le moins possible, procéder à l'extraction des dents de lait. Cette extraction rétrécit les alvéoles dentaires et amène pour l'avenir de graves malformations dans la dentition.

Le conseil municipal de Paris a récemment discuté l'organisation d'un service dentaire dans les écoles communales de la ville. Rien ne serait plus utile ; 75 p. 100 des enfants ont besoin de soins urgents de la bouche. Le service dentaire devrait même être étendu à toute la population parisienne. Dans des cliniques spéciales, on soignerait, avec les ressources de la science moderne, la carie dentaire, les périostites, les anomalies du système dentaire, etc. On enlèverait le tartre en excès ; l'on enseignerait les soins de propreté trop méconnus, hélas, de la classe ouvrière, et les règles qui doivent présider à une bonne hygiène buccale !

Point n'est besoin d'affirmer que nous nous associons pleinement aux améliorations projetées par ceux qui, de près ou de loin, s'intéressent à la santé du peuple, « ce cœur de la nation ». « *Mas vale un diente que un diamante* », dit un proverbe castillan.

La carie dentaire devient de plus en plus

fréquente. Est-ce un signe de dégénérescence ?
Nous croyons pluôt que cette augmentation
est en raison de la civilisation. L'influence
d'une nourriture recherchée, la vulgarisation
des eaux gazeuses naturelles ou artificielles
sont des causes invoquées également par
nombre d'auteurs compétents. Ces causes sont
aujourd'hui à leur maximum. Elles existaient
peu dans la vie antique. Voyez les momies
égyptiennes : elles possèdent toutes leurs
dents, et la carie s'y constate rarement.

Faut-il aussi incriminer le sucre, ce condi-
ment indispensable de la civilisation, comme
l'appelle Michel Lévy ? Le docteur Poulet
attribue au premier déjeuner sucré et féculent
des citadins la fréquence toujours croissante
de la carie dentaire dans les villes. Il est incontestable que les croqueurs de bonbons et de
chocolat se préparent d'évidentes caries : mais
le jeûne matutinal, en honneur dans les
grandes villes, a, croyons-nous, une bien plus
mauvaise influence sur la dentition que les

plus sucrés déjeuners du monde. Inutile d'en faire davantage ressortir les raisons, qui résident surtout dans l'action de la salive acide et des microbes sur la production de la carie.

Un dentiste américain, le docteur Kulp, affirmait récemment que l'usage du pain noir (c'est-à-dire du pain qui renferme les matières terreuses de la périphérie du grain) est d'une grande utilité pour la nutrition et la conservation des dents. Cette action est commune à tous les aliments riches en phosphate de chaux, la farine d'avoine, par exemple : les Ecossais, qui en font la base de leur nourriture, ont, paraît-il, une dentition exceptionnelle. Il ne faut donc jamais oublier de remédier, chez les enfants, à la pénurie des phosphates alimentaires. Un enfant nourri de pain noir, de farine d'avoine, de la viande cartilagineuse du veau, etc., verra son système osseux, et ses dents, qui sont des *ostéoïdes* (pareilles à des os), prospérer et se fortifier visiblement.

Si le travail prématuré des écoliers nuit beaucoup au développement de leurs dents,

cela tient que l'effort cérébral (comme l'a
démontré le regretté Byasson) consomme et
élimine une notable quantité de phosphates.
Quoi qu'il en soit, les professeurs et chefs
d'institution ont toujours remarqué que les
premiers élèves des classes ont généralement
la plus déplorable dentition. Les docteurs
Martin et Galippe ont fait des remarques analogues sur les élèves de notre Ecole polytech-
nique.

Il est temps de remédier en France, par une
hygiène serrée, aux altérations dentaires, de
plus en plus fréquentes dans notre race : l'éro-
sion dentaire, la dent naine, la vulnérabilité
des dents, leur usure facile, leur caducité précoce, peuvent presque toujours être évitées
et prévenues par l'hygiène et la thérapeutique.
Quant à la chirurgie dentaire, on peut en
dire ce que Thiers aimait à dire de la Répu-
blique : elle doit être conservatrice ou elle ne
sera pas. La deuxième dentition et l'éruption
des dents de sagesse s'accompagnent d'acci-

dents qui réclament les soins les plus éclairés :
on ne doit pas plus abandonner ces accidents
au premier venu des arracheurs de dents, que
l'on ne doit les abandonner à la marâtre nature.

Un nombre considérable de caries est dû à
des chocs plutôt qu'à des altérations chimiques.
Les paysans perdent leurs dents en s'en servant pour casser des noisettes ou des noyaux,
ou en mordant dans des aliments plus ou
moins compacts. Nous voyons au contraire,
selon la juste remarque de M. Aubé, les phti-
siques, dont toutes les sécrétions sont prodi-
gieusement altérées, mourir le plus souvent
avec une dentition superbe. La conclusion est
donc en faveur de la théorie physique de la
carie, contre la théorie chimique, trop exclusivement soutenue par Magitot.

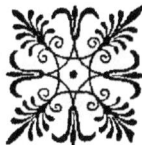

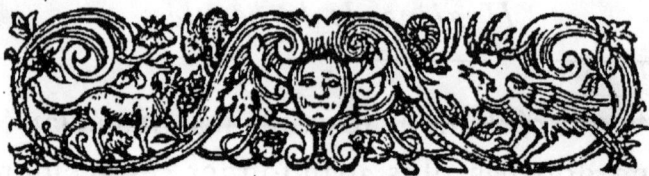

XI

HYGIÈNE DE LA CHEVELURE

Nous sommes loin du temps où les Romains achetaient à moitié prix les esclaves chauves. Nous n'attachons même plus, au point de vue esthétique, l'importance que nos pères attachaient à l'opulente chevelure. Cependant, on est navré lorsqu'on perd ses cheveux. Nul n'est plus irritable qu'un chauve, surtout quand la calvitie vient s'installer chez lui *avant l'âge*. Et qui ne s'efforce de cacher son âge ? Combien d'hommes sont femmes sur ce point ! Combien dépenseraient, pour retrouver leurs cheveux, au moins autant qu'il leur en a coûté pour les perdre !

Ainsi, après les fluctuations sans nombre
qu'a subies la chevelure dans l'histoire des
peuples anciens et dans notre histoire natio-
nale, une condition capitale, celle d'avoir *des
cheveux*, a survécu aux modes tour à tour dé-
cédées, et surnagé dans le cœur de nos con-
temporains. Cela soit dit pour le sexe laid.
Quant au beau sexe, une riche chevelure sera
toujours le but de ses convoitises et l'objet de
ses soins : la chevelure a été, est et restera
toujours l'un des plus sérieux ornements de la
beauté de la femme. Celle-ci doit connaître
l'art facile d'en adapter l'arrangement à son
genre spécial de physionomie.

D'abord donc, ne perdons pas nos cheveux :
car, une fois perdus, il est bien difficile de les
retrouver. Pour se convaincre de cette vérité,
que signerait Joseph Prudhomme, contem-
plons, comme le propose Henri Heine, les
nombreuses têtes chauves qui émaillent un
congrès de médecins! Ces têtes ne se sont
point fait faute d'essayer les innombrables pa-
nacées se partageant l'honneur de repeupler
les crânes dégarnis. L'illustre Malgaigne aimait

à conter, à ce propos, l'histoire d'un char-
latan qui, pour *lancer* un « régénérateur » quelconque de la chevelure, en adressait les échantillons aux membres d'une académie médicale.
D'abord, on se tordit de rire ; puis, quelque
temps après, on s'aborda silencieusement en
se murmurant aux oreilles : « Je crois qu'ils
poussent. »

Si vous voulez maintenant, chers lecteurs,
rechercher avec nous la cause intime de ce
désir ardent d'avoir des cheveux, vous ne la
trouverez pas seulement dans la mode et dans
le désir de plaire, mais dans un besoin de
nature, inhérent à la physiologie humaine.
C'est que le cheveu n'est pas uniquement un
ornement pour la tête ; c'est un signe de force
et de santé ; c'est un agent de défense contre
les influences extérieures ; c'est un protecteur
contre les chocs, le froid, le soleil, l'humidité, etc., contre l'action offensive des vicis-
situdes atmosphériques et météoriques en général.

Le cheveu est un organe admirablement
constitué pour absorber l'humidité : nul

n'ignore que c'est précisément sur ces pro
priétés *hygroscopiques* que se base l'*hygromètre*
peu exact, mais délicat, imaginé par le physi-
cien français de Saussure. La médecine montre
d'une manière éclatante l'action organique du
cheveu dans ce sens.: on observe des douleurs
de tête continues, des coryzas rebelles à tout
traitement, des rhumatismes chroniques du
cuir chevelu, des névralgies chroniques atroces
et persistantes, le tout disparaissant comme
par enchantement (chez les chauves) par la
simple prescription... d'une perruque !

Mais nous n'en sommes pas là. Occupons-
nous seulement de conserver nos cheveux.

Pour cela, il faut savoir les causes qui amènent leur chute. Parmi les principales, se placent les maladies. Qu'elles soient *générales*,
comme la phtisie ou la fièvre typhoïde ; ou
bien *locales*, comme l'eczéma et les teignes,
ces causes ne doivent pas attarder l'hygiéniste : elles ressortissent à la médecine proprement dite.

Il existe certaines prédispositions diathé-
siques héréditaires, encore peu définies, qui

font que les membres d'une même famille, sans aucune cause apparente, perdent leurs cheveux de bonne heure, à vingt-cinq ou trente ans, par exemple. Ces faits ont été souvent rapportés au vice rhumatismal : notre collègue Bazin faisait même de la calvitie précoce un des traits caractéristiques de son tableau de l'*arthritis*.

L'exagération du travail cérébral, les passions dépressives, soucis, chagrins, douleurs morales ; les veilles fréquemment répétées, la vie intense des grandes villes : — voilà autant de causes à la chute des cheveux. L'abus des plaisirs de l'amour agit aussi puissamment dans ce sens, et cela en dehors même de toute maladie spécifique. Quant aux excès de nourriture et de boisson, leur action n'a-t-elle pas été exagérée ? Pour nous, nous la reporterons surtout sur la cause précédente. La confusion est, d'ailleurs, facile (disons-le en latin) : *A Cerere et Baccho friget Venus.* Quoi qu'il en soit, l'alopécie est très commune chez les *viveurs* : on peut aisément s'en convaincre en contemplant, du premier balcon, les fauteuils

d'orchestre, un soir de première représenta-
tion !

Pour passer à un autre ordre d'idées, plus
terre à terre, il faut voir dans la coiffure une
des raisons puissantes de la calvitie. L'affreuse
toque et le bourgeois bonnet de coton ont, il
est vrai, disparu de notre société démocratique.
Mais il nous reste le chapeau haut de forme,
ce point de mire de l'indignation de tous les
gens sensés, ce cylindre ridicule, lourd, incom-
mode, compresseur des crânes et infranchis-
sable obstacle à l'aération des cuirs chevelus.
Il persiste, ce tube idiot, dans sa gravité bête
et solennelle : il n'a pas encore cru devoir
succomber sous les injures redoublées de l'hygiène et du bon goût...

Avant tout, le cuir chevelu a besoin d'une
fréquente ventilation, et sa végétation est bien
plus luxuriante en plein air. Comparez les
têtes, découvertes sans cesse, de nos maîtres
d'hôtels, avec les crânes dénudés de nos offi-
ciers, victimes des lourdes coiffures militaires.
C'est l'absence d'aération et la pression du
turban qui rendent les Orientaux chauves à la

fleur de l'âge. Enfin, les femmes qui emprisonnent leurs cheveux dans d'étroits liens, et qui choisissent comme coiffures celles qui tordent, tiraillent et compriment la chevelure, fatiguent leurs bulbes pileux, et favorisent ainsi l'alopécie précoce. Les cheveux doivent être doucement lissés, peu serrés, disposés mollement, pour cause d'*aération* indispensable.

En somme, la *liberté*, même pour les cheveux, est une bien excellente chose !

Sur la tête, s'accumulent sans relâche la sécrétion sudorale, les produits sébacés et les déchets de l'épiderme. Non seulement ces détritus sont, pour le cuir chevelu, des corps étrangers entravant ses fonctions ; mais encore ils peuvent, en fermentant, devenir pour lui des causes d'irritation manifeste. D'autre part, les cheveux sont, par nature, sujets à s'emmêler plus ou moins ; c'est à cette intrication qu'est due, en partie, l'alopécie dés nouvelles accouchées et celle des convalescents, lorsque cés sujets, après une négligence forcée, viennent à recourir à l'action brutale du peigne.

Rien de plus propice (nous l'avons dit) à la vigueur du cheveu, que l'aération journalière, la *ventilation* de la tête, avec le peigne et la brosse. Il faut rejeter le peigne fin, pour user du démêloir à dents écartées ; le peigne fin arrache les cheveux et irrite les cuirs chevelus disposés au *pityriasis* (pellicules : du grec *pituron*, son). La brosse sera dure ; on la maniera avec plus ou moins d'insistance, selon la sensibilité individuelle. Les brosses métalliques, dont la dureté peut, d'ailleurs, être graduée, sont fort hygiéniques et entretiennent remarquablement (nous le disons par expérience) la propreté et la vitalité du cuir chevelu. Les objets servant à la toilette de la tête devront être tenus dans la plus grande propreté. En nettoyant ces objets, en trempant fréquemment dans une solution alcoolique ou phéniquée les brosses, peignes, épingles, rubans, postiches, résilles, filets, etc..., on évitera presque sûrement les maladies parasitaires qui atteignent le cuir chevelu. Le

vinaigre aromatique est précieux pour la propreté et l'entretien des brosses de crin, qui
retrouvent, à son contact, leur fermeté et leur
netteté primitives [1].

≫⊱

Une bien mauvaise pratique pour la tête, et
des plus répandues, c'est l'usage régulier de
l'eau, en ablutions savonneuses ou non.
Ellinger démontrait par une récente statistique que cette habitude est un des facteurs
principaux de la précoce calvitie. Sur 100 alopéciques, 85 usaient depuis leur jeunesse des
ablutions aqueuses, et parmi ceux qui avaient
gardé, jusque dans un âge avancé, une chevelure bien fournie, 8 seulement sur 100 avaient
cette habitude. Sous l'action de l'eau, le bulbe
pileux se gonfle et fait tomber le cheveu
devenu terne, sec, cassant. Tout le monde a
remarqué que les sujets dont le cuir chevelu
est déboisé transpirent beaucoup de la tête ;
ce fait n'est-il point plutôt la cause que l'effet

---

[1] Voir notre *Hygiène du travail* : Coiffeurs et perruquiers.

de la calvitie ? Nous posons cette question aux maîtres compétents.

Quoi qu'il en soit, ceux qui craignent la calvitie doivent être *hydrophobes*, éviter de plonger leur tête dans l'eau des bains ; et, pendant les chaleurs de l'été, s'éponger sérieusement le cuir chevelu. Une ou deux fois par mois seulement, il faut se laver la tête avec de l'eau de son tiède tenant en suspension un jaune d'œuf, ou quelques grammes de borax en dissolution.

Quels cosmétiques employer pour la tête ? A vrai dire, aucun n'est indispensable. Toutefois, l'utilité d'imprimer à la chevelure une direction harmonique capable de faciliter la coiffure existe, de par la tyrannie de sa majesté la Mode, qui a rendu impérieux l'usage des pommades ou des huiles. Les pommades ! préparations mauvaises, qui rancissent aisément, laissent sur la tête un résidu compact et résineux, malpropre et irritant, et nécessitent la pratique constante des nettoyages de la tête, pernicieux à la chevelure. Les huiles ont moins d'inconvénients, surtout l'huile de ricin, qui rancit peu. La glycérine, qui, chimiquement, est un alcool, possède les propriétés physiques des huiles, sans leurs inconvénients : ce qui restreint, selon nous, son emploi comme cosmétique, c'est que, loin de lustrer et d'assouplir le cheveu, il le ternit et l'agglomère plutôt. Cependant, nous recommandons volontiers pour la chevelure une *brillantine* composée d'alcool à 90° ou de vieux rhum, où l'on dissout un dixième de glycérine très pure, additionnée d'essences de citron ou de bergamote.

La médecine contemporaine a vraisemblablement trouvé dans une nouvelle plante le jaborandi, un agent précieux pour accentuer la pousse et la coloration des chevelures. Plusieurs observations favorables nous engagent à préconiser, dans ce but, à nos lecteurs, des lotions avec une macération de feuilles de jaborandi concassées (faite à froid durant quinze jours), dans un poids quatre fois supérieur d'extrait fluide de quinquina et de teinture d'arnica mélangés. Essayez, lecteurs alopéciques ; l'expérience en est facile et sans danger aucun : vous obtiendrez de bons résultats, la chose est probable, non seulement dans les cas de chute prématurée, mais dans le cas de décoloration partielle précoce de la chevelure. C'est cette mixture que nous recommandons spécialement aux blondes qui se chagrinent d'une toison céphalique trop diversement nuancée.

Les injections sous-cutanées de pilocarpine (l'alcaloïde du jaborandi) augmentent la vitalité du cheveu, dans sa croissance et dans sa pigmentation : mais elles demandent à être longuement continuées, si l'on veut obtenir de bons résultats (dans l'alopécie et la canitie atrophiques).

Les fixateurs de la chevelure, bandolines, etc., ont presque toujours pour bases la gomme adragante, les résines, le mucilage de coings. Ils constituent des préparations nuisibles, qui irritent et encrassent la tête et empêchent la nutrition du cuir chevelu. De plus, les cosmétiques fixateurs, en tirant sur les cheveux, surtout au sommet de la tête, où ceux-ci sont rebelles au peigne, sont fort préjudiciables. C'est à cause d'eux probablement

que la calvitie est si fréquente et si précoce au
vertex, où les cheveux sont tiraillés, et d'où
part, du reste, la raie tracée par le peigne.
Disons, en passant, que, pour cette dernière,
elle ne doit pas toujours être faite au même
endroit, mais au contraire fréquemment
changée de place. Pour vivre bien portant, le
cheveu demande surtout à ne pas être tour-
menté. C'est aussi pour cela qu'il ne faut pas
épiler les cheveux blancs : cette pratique
insensée non seulement hâte la canitie, mais
la complique de calvitie certaine.

Nuisibles aussi à la vitalité de la chevelure
sont l'ondulation et la frisure au fer chaud ;
et cela, non seulement parce qu'elles tiraillent
le cheveu, mais surtout parce que la chaleur
des fers modifie sa constitution anatomique et
cause sa mort. On a conseillé le fer chauffé à
l'eau : il ne vaut guère mieux. Tout au plus,
tolérons-nous à nos aimables lectrices leurs
papillotes, épingles, *bigoudis*, mais en leur recommandant la plus grande douceur dans leur
application.

Tous les deux mois environ, on rafraîchira

les cheveux en coupant leur extrémité. *Ne jamais couper les cheveux ras.* Cette pratique ne donne aucun résultat au point de vue de la pousse ; mais, en revanche, elle est féconde en angines, en névralgies dentaires, en maux d'oreilles, en catarrhes du nez et du larynx, dans nos climats tempérés surtout, où les variations atmosphériques et météoriques sont si fréquentes. Aussi devons-nous laisser à l'enfant ses cheveux pendant les trois ou quatre premières années de sa vie. Sous le faux prétexte de lui procurer une opulente chevelure (alors que, comme l'assure justement Cazenave, les plus belles chevelures sont celles que les ciseaux n'ont jamais touchées), on supprime cruellement à la tête si délicate du bébé sa toison protectrice naturelle. Renonçons donc à cette habitude vicieuse.

Nous conseillons chez les enfants : 1° de ne point couper brusquement une longue chevelure ; 2° mais de tailler assez fréquemment les cheveux *robustes et très fournis ;* car une abondante chevelure (en soustrayant au sang une grande quantité de sucs nutritifs, fer, soufre, chaux, silice, etc., aliments minéraux importants), peut engendrer la délibitation et la chloro-anémie ; bien des *cachexiæ virginum* n'ont point d'autre cause. Il est certain que l'on peut foncer les cheveux par l'ingestion continue de sels de fer et en fournissant, à la fois, du soufre à l'organisme. J'ai réussi fréquemment à brunir, chez des enfants des chevelures rousses en ordonnant : 1° 20 centigrammes de proto-oxalate de fer à chaque repas; 2° de la limonade sulfurique comme boisson.

Il ne faut pas oublier que le pigment pilaire est fourni, en somme, par l'hémoglobine du sang : donc, si les cheveux s'allongent, le sang s'appauvrit. Les farineux et les féculents, principalement l'avoine, très riches en silice, en fer et en manganèse, sont de puissants agents de nutrition pour le cheveu. Les peuples végétariens sont ordinairement plus chevelus que les carnivores : comparez les Ecossais et les Anglais, les Gaulois et les Romains, etc.

L'usage du sel dans les aliments est également très bon pour vivifier et lustrer les productions pileuses. Les bestiaux qui con-

somment le plus de sel ont le pelage le plus
fourni et le plus brillant. La race bretonne,
qui mange toujours très salé, est la race la plus
chevelue de l'Europe.

Que faire quand les cheveux tombent ?
L'hygiéniste pratique doit répondre à la question. Mais on conçoit qu'il ne puisse donner
que des indications très générales. On commencera par rafraîchir les cheveux ou même
les raser, si toutefois le cuir chevelu ne s'irrite
pas sous l'action du rasoir. Les cheveux sont-
ils secs ? on les oindra d'huile de ricin imprégnée de quinine, de soufre, de camphre, de
goudron ou de toute autre substance antiseptique. Les cheveux sont-ils gras ? on usera de
lotions alcalines, au borate ou au carbonate de
soude ; d'alcool à 86° ; de saponine, substance
qui fait la base du *shampooing* des coiffeurs.
Si la peau du cuir chevelu est écailleuse, on
aura recours aux balsamiques, huile de cade
ou de bouleau ; s'il y a des croûtes, on les fera
tomber d'abord par des cataplasmes de fécule,
pour employer ensuite les modificateurs, variables selon les cas, que conseillera la méde-

cine. Si enfin l'on a le droit de songer (chose fréquente chez les enfants, même des classes riches), à certains parasites animaux, qui s'appellent en français des *poux*, on emploiera des lotions sur la tête avec une solution de sublimé corrosif au trois-centième.

Lassar considère la chute prématurée des cheveux comme étant le plus souvent d'origine parasitaire.

Le traitement doit s'inspirer de cette donnée et en donner la confirmation, si elle est exacte. En fait, Lassar a obtenu de bons résultats dans plus d'un millier de cas. Aussi affirme-t-il qu'il est possible, par une médication appropriée, d'arrêter les progrès de l'alopécie.

Dans ce but, Lassar emploie, depuis 1880, la méthode suivante, décrite dans son livre « Haarkuren » :

Tous les jours, pendant les 6 ou 8 premières semaines, moins souvent ensuite, on savonne sans violence, avec la main, le cuir chevelu pendant environ dix minutes, de préférence avec un savon renfermant une forte proportion de goudron.

On enlève ensuite avec soin le savon avec un irrigateur ou un appareil à douche chargé d'eau, d'abord tiède, puis froide.

Ces lotions froides ont pour résultat d'augmenter la résistance de la peau et de diminuer la sensibilité au froid que présentent presque tous ces malades.

On sèche et on frictionne avec la solution suivante :

Bichlorure de mercure . . . . o gr. 50
Eau distillée . . . . 150 grammes.
Glycérine. . . . .) ââ　50　—
Eau de Cologne. . . . . . .)

Aussitôt la tête sèche, on fait une seconde friction avec :

Alcool absolu. . . . . 100 grammes.
Naphtol β . . . . o gr. 50

et une dernière avec :

Acide salicylique . . . . 2 grammes.
Teinture de benjoin. . . . . . 3　—
Huile de pied de bœuf. . . . . 100　—

Cette solution huileuse doit être assez largement appliquée sur la peau dégraissée par les manœuvres antérieures.

Ce procédé remplit toutes les indications ; la tête est nettoyée à fond, le sublimé peut arriver au niveau de l'orifice des follicules pileux et y pénétrer ; l'alcool sèche, dégraisse et désinfecte ; l'huile salicylée absorbée facilement peut aller agir sur l'intérieur des éléments glandulaires.

Certains cas résistent : il faut alors insister sur les frictions au sublimé (à renouveler plusieurs fois par jour).

Dans les cas à marche rapide, le goudron (bains locaux) est très recommandable.

Conseiller encore les formules suivantes :

Chlorhydrate de pilocarpine . .	2 grammes.	
Vaseline jaune. . . . . . . : .	20	—
Lanoline	80	—
Essence de lavande.	XXV gouttes.	

et

Chlorhydrate de pilocarpine. .	2 grammes.	
— — quinine	4	—
Soufre précipité.	10	—
Baume du Pérou	20	—
Moelle de bœuf, q. s. pour. . . .	100	—

Rien n'est plus délicat à prescrire et à manier,
que les préparations un peu actives dirigées
contre la chute des cheveux : pour les utiliser,
je ne dis pas avec succès, mais sans danger, il
ne faut rien moins que la science d'un habile
médecin. — Nos lecteurs se tiendront donc en
garde contre tous ces produits qui composent
le luxueux arsenal de la parfumerie moderne :
ils s'en trouveront bien, qu'ils en soient sûrs !

Voici une formule qui s'applique à tous les
cas où, sans cause bien tangible, l'alopécie
vient à se manifester. Matin et soir, on frictionne le cuir chevelu avec gros comme un
pois de la pommade suivante :

℞ Vaseline blanche. . . . . . . 40 grammes.
Huile de ricin 20   —
Acide gallique. 3   —
Essence de lavande. . . . . XX gouttes.
    M. S. A.

C'est une préparation *tonique* et sans danger
aucun.

Pour le nettoyage de la tête, le meilleur
agent est, sans contredit, l'alcool de vin concentré à 90°, que l'on additionne (s'il y a des

pellicules abondantes) d'un millième de sublimé. Toutefois, les lotions alcooliques trop
répétées ont l'inconvénient de dessécher le
cheveu et de hâter sa décoloration : il faudra
donc user, deux ou trois fois par semaine au
moins, d'un cosmétique gras. Le meilleur est
la *vaseline* ou la *lanoline*, lorsqu'elle est pure :
on la parfume à volonté, et l'on possède
ainsi une pommade ayant tous les avantages
des corps gras sans présenter aucun de leurs
inconvénients (taches, rancidité, etc.).

L'alopécie due à la pelade et celle due à la
syphilis nécessitent une intervention thérapeutique spéciale, que, pour ma part, j'ai
presque toujours vue couronnée de succès.

Vers l'âge de trente-cinq ans, chez l'homme,
un peu plus tôt chez la femme, on voit, peu à
peu, au milieu de cheveux plus ou moins colorés, briller comme des fils d'argent : c'est
la *canitie* qui commence ; elle débute généralement par les tempes, et c'est même du latin

tempus que ces régions faciales tirent leur nom, parce que c'est là que le *temps* exerce d'abord ses ravages. Les causes que nous avons indiquées de la calvitie prématurée hâtent également la canitie : nous ne nous y arrêterons pas. Quant au mécanisme de production du cheveu blanc, nos lecteurs savent, évidemment, que le cheveu est un organe creux, renfermant à son intérieur une sorte de moelle diversement pigmentée. Eh bien ! c'est à la disparition de cette moelle qu'est due la blancheur du cheveu ; le blanchissement s'effectue de la base à la portion libre de cet organe. Il est faux de dire que les blonds conservent plus longtemps leur pigment médullaire ; ils paraissent blanchir moins jeunes, parce que les cheveux blancs tranchent moins sur une chevelure blonde : voilà l'explication bien simple d'un préjugé fort répandu...

L'hérédité joue un grand rôle dans la canitie. Les enfants de vieux y sont prédisposés de bonne heure : les névralgies anciennes, l'alcoolisme, les veilles prolongées, la goutte, la plupart des maladies aiguës graves, peuvent entraîner la canitie prématurée. Car elle n'est point toujours un phénomène de régression vitale, causée par les progrès de l'âge ou par une maladie générale ou locale. Elle peut se produire rapidement, sous l'influence d'un trouble du système nerveux, d'une émotion violente, par exemple.

Les observations en sont rares ; il ne faut pas les multiplier outre mesure, ni imiter cet historien qui raconta que la chevelure de Marie-Antoinette passa du noir au gris à la suite de ses dures épreuves, alors que la cause de cette canitie rapide résidait tout simplement dans la privation d'une teinture noire dont elle usait journellement. Mais il y a plusieurs exemples de canitie subite qu'il est aussi difficile de nier que d'expliquer. Thomas Morus blanchit dans la nuit qui suivit sa condamnation capitale, ce qui fit dire à son apologiste : « *O nox quam longa es, quæ facis una senem !* »

Ces cas de canitie soudaine sont rares. Mais leur existence est certaine : Bichat, Charcot, Georges Pouchet, et bien d'autres auteurs dignes de foi, en ont rapporté des exemples,

non sans les soumettre à un contrôle scientifique des plus sévères.

Une histoire singulière est celle que l'illustre
Campanella met sur le dos du moine Ubi-
pertus. Ce moine était candidat à l'épiscopat ;
mais, trop jeune encore pour être mitré, il
part à Rome pour demander une dispense au
pape. Débouté de sa demande, il blanchit de
dépit en une nuit, de telle sorte que le pape
ne le reconnut plus le lendemain, et nomma
alors évêque celui « *quem evidenti signo Deus
probasset !* » Recommandé aux candidats à l'é-
piscopat !

On cite aussi des faits de canitie partielle
occupant la moitié de la tête, par exemple.
Plus rares sont les faits de grisonnement intermittent : cependant Oesterlen a vu des personnes dont les cheveux blanchissaient après
un excès de table ou autre, et retrouvaient,
peu après, leur coloration normale. Mais,
nous le répétons, il faut se méfier des cheveux
qui blanchissent faute d'être noircis artificiel-
lement : nous pouvons en rapporter un dernier exemple fameux, en citant l'histoire du

régicide Orsini, noir d'ébène lors de son arrestation, et grisonnant lors de son supplice.

>≪

L'art de teindre les cheveux a été, depuis longtemps déjà, très perfectionné en Orient et surtout en Perse. En Occident aussi, hélas ! beaucoup de personnes se teignent les cheveux : nul mieux que le médecin ne sait combien fréquente est cette fraude, quoique, à la vérité, on le consulte peu (et c'est un tort), lorsqu'on veut employer une teinture. Depuis la mythologique magicienne Médée jusqu'à la moderne parfumeuse Sarah Félix, tous les produits susceptibles de teindre en noir ont été successivement employés à régénérer la couleur de la chevelure. Malheureusement, il est certain que les préparations tinctoriales inoffensives *ne tiennent pas*, et ne donnent qu'une coloration douteuse et fugitive, tandis que les *teintures* vraiment dignes de ce nom sont des préparations nuisibles au plus haut point. Ce sont des composés à base

de sels de plomb, d'argent, de cuivre, de
mercure, de chaux, de bismuth, d'étain, etc.,
qui, lorsqu'ils ne produisent pas sur l'économie tout entière les symptômes généraux des
diverses intoxications, irritent toujours le cuir
chevelu, y causent des éruptions graves, ou dé-
tériorent le cheveu et amènent une calvitie rapide. Méfions-nous aussi des peignes de plomb :
ils ont causé des empoisonnements graves,
ailleurs que dans l'*Histoire des treize* de Balzac.

Les teintures blondes américaines, à base de
sulfate de cadmium et de sulfhydrate d'ammoniaque, sont à peu près sans danger. Mais leur
action locale est toujours nuisible au cheveu,
sur lequel on ne peut exercer longtemps, im-
punément, les *morsures* de la chimie.

Il en est de même des teintures *instantanées*
à base de nitrate d'argent, ordinairement ré-
parties en trois flacons distincts :

Le premier flacon est composé d'acide gallique et pyrogallique et d'alcool teinté au
tournesol.

Le deuxième flacon renferme une dissolution
de nitrate d'argent dans une partie égale d'am-

moniaque pure, le tout étendu d'eau gommée.

Le troisième flacon, chargé de fixer la nuance, se compose d'hydro-sulfate de soude et d'alcool colorié coupé d'eau distillée.

Les teintures *progressives* sont plus nuisibles, parce qu'elles produisent l'intoxication saturnine, composées qu'elles sont, le plus ordinairement, de sel de saturne et d'hyposulfite de soude. Or, on sait que les préparations métalliques les plus nuisibles sont celles à base de plomb : elles exposent les personnes qui en usent aux plus noirs méfaits, et à tous les accidents généraux du *saturnisme* [1]. Quant aux produits à base de sels de cuivre et de nitrate d'argent, s'ils sont peu redoutables au point de vue des effets généraux, ils produisent presque toujours une irritation locale funeste à la chevelure. En résumé, on peut toujours écrire, au sujet des teintures, ce que Constantin James écrivait, il y a vingt ans : « Quoique l'art de teindre les cheveux ait fait des progrès notables, quoiqu'on cite des personnes qui

---

[1] Voir, dans notre *Hygiène du travail*, le chapitre *Saturnisme*.

font usage, depuis des années, de certaines préparations sans que leur santé ait paru en avoir aucunement souffert, il faut se souvenir toujours que Mlle Mars, qui, elle aussi se teignait les cheveux dans l'espoir d'une éternelle jeunesse, succomba, en une nuit, à la suite de désordres cérébraux que détermina une nouvelle application[1]. »

Néanmoins,

Et pour faire un peu grâce à la nature humaine,

nous citerons quelques produits innocents pour teindre les cheveux, produits (comme nous venons de le dire) peu tenaces, hélas! et

---

[1] Les cheveux teints aux sels d'argent et qui prennent souvent une nuance acajou désolante peuvent être ramenés à leur nuance naturelle si l'on enlève l'oxyde d'argent par le moyen suivant, que m'a indiqué un savant chimiste, M. Roy.

On les mouille complètement avec une solution d'iode dans l'alcool (teinture d'iode très faible) ; puis, lorsque l'alcool est évaporé et aussitôt après, on lave les cheveux abondamment avec une solution tiède et concentrée d'hyposulfite de soude.

L'iodure d'argent préalablement formé y est très soluble et la plupart du temps une seule opération suffira pour vous témoigner de l'efficacité complète du procédé. Il est vrai que, les cheveux, la peau du crâne, du visage et des mains, resteront tachés par l'iode, mais, après une nuit, toutes ces taches auront disparu.

bien éphémères comme action : ce sont les pommades et cosmétiques noirs à base de noir de fumée et de charbon de liège ; la pâte de *henné (lawsonia inermis)*, les solutions d'encre de Chine dans l'eau de roses, dont se servent les Orientales ; les produits à base de manganèse, de brou de noix, de noix de galle ou de tannin ; à la rigueur, les préparations à base de fer, qu'on peut employer, rationnellement, à l'intérieur, puisque la moelle colorée du cheveu doit sa coloration surtout au fer (comme d'ailleurs, tous les pigments des organismes animaux).

On peut, à l'aide d'une solution de potasse à 10 p. 100, employée journellement, dégrader les teintes d'une chevelure brune. Le *Journal des Goncourt* rapporte, à ce propos, que feu le docteur Tardieu, ayant été visiter une fabrique de potasse, avait été frappé du ton de la chevelure des ouvriers et des ouvrières. C'était le *blond flamboyant vénitien.* Et le maître de l'établissement disait à Tardieu, que les cheveux de tout son monde devenaient comme cela, au bout de dix-huit mois.

La chose racontée à Paris, devant un cercle de femmes, avait fait faire d'abord secrètement, puis ouvertement, des essais, et la potasse était entrée, d'une manière officielle, dans la toilette de la Parisienne.

D'une façon générale, il ne faut pas teindre la chevelure ; outre les inconvénients graves et les ennuis sérieux qu'entraînent avec elles les pratiques tinctoriales, ces pratiques n'ont rien d'avantageux pour la beauté, qui réside surtout dans l'harmonie et dans la vérité des formes.

Les teintures ne vont bien qu'aux visages qui n'ont pas vieilli : sinon, l'on porte, selon le mot d'Archidamus, « le mensonge sur la tête ».

Cazenave tolère les formules suivantes comme non contraires à l'hygiène. Contre les cheveux blancs, faire bouillir 1 gramme de sulfate de fer dans 60 grammes de vin rouge et lotionner 2 fois la semaine le cuir chevelu.

POMMADE NOIRE

℞ Cire blanche. . . . . 125 grammes.
  Huile d'olive, ... 300   —

Faites fondre et ajoutez :

Charbon de liège. . . . 60 grammes.

pour colorer, de temps à autre, les cheveux, à l'aide du démêloir. Voici une formule plus moderne, très tenace et tout aussi inoffensive. Elle est extraite de la houille :

Paraphénydiamine. . . . . 20 parties.
Soude caustique. . . . . 14 —
Eau . . . . 1000 —

Faire dissoudre. Cette préparation n'altère ni les cheveux, ni la peau. Pour s'en servir, il faut d'abord dégraisser les cheveux avec une solution alcaline, appliquer ensuite cette teinture avec précaution et la fixer avec la solution suivante :

Eau oxygénée. . . . . 3 parties.
Eau . . . . 100 —

Les cheveux se foncent graduellement dans l'espace de douze à vingt-quatre heures. Si l'on désire une teinte plus foncée, il faut faire une nouvelle application.

Quant à la teinture en blond, elle s'obtient

par l'*eau oxygénée* (qui finit par altérer la constitution du cheveu), ou mieux en faisant bouillir, jusqu'à réduction de moitié, 150 grammes
de rhubarbe dans 1/2 litre de vin blanc. On
passe, on imbibe les cheveux et on laisse
sécher. Cette dernière formule est *inoffensive*,
mais peu tenace. Toutefois, elle est moins
momentanée que la teinture de curcuma.

Pour rendre aux cheveux châtain foncé, qui
commencent à grisonner, leur couleur primitive, sans aucun danger pour la santé, il suffit
de se servir d'une décoction de thé très forte.
A l'aide d'une brosse à longues soies, on
mouille les cheveux matin et soir. Une infusion d'écorces de noix vertes produirait le
même résultat.

Je conseille aussi, avec succès, pour la teinture en brun *inoffensive*, d'humecter les cheveux avec une solution aqueuse d'anacardate
d'ammonium, puis de les peigner avec un
peigne trempé dans une solution de sulfate de
fer. Plus les solutions sont concentrées, plus la
couleur produite se montrera accentuée et
tenace.

Disons, ici, quelques mots, des *soins à donner aux sourcils.* Il faut les brosser tous les matins, de la tête à la queue, en y passant une petite brosse molle imprégnée d'eau alcoolisée ou glycérinée. Cette pratique facile régularise la pousse de ces arcs pileux, si utiles au charme de l'expression, et éloigne souvent l'alopécie superciliaire.

Quant aux cils, pour conserver leur intégrité, il faut ménager les paupières par une hygiène visuelle bien comprise, laver fréquemment les yeux avec l'infusion froide de bleuets ou de cerfeuil. Soignons les cils, qui sont le véritable garde-crotte des yeux : l'emploi d'une mixture à la pétro-vaseline liquide, renfermant en dissolution un centième d'acide borique, s'impose matin et soir, en onctions.

DE LA DÉPILATION

La dépilation, autrefois fort en honneur chez les Egyptiens, les Grecs, et les Romains, n'est plus usitée de nos jours, comme pratique *générale*, que chez les femmes d'Orient. Mais nos modernes Parisiennes ont fréquemment recours aux dépilatoires pour enlever certains duvets importuns, parfois capables d'enlaidir les plus jolis visages. Ce sont surtout les femmes chastes, mal réglées, les stériles, les veuves et les cloîtrées qui voient apparaître, souvent de bonne heure, les moustaches, la barbe ou les favoris, apanages du sexe fort.

La chaux vive et l'orpiment (qui est un sulfure d'arsenic) forment la base habituelle des dépilatoires, sous le nom de *rusma* des Orientaux. Le rusma est un caustique dangereux, très délicat à manier, et que l'Occident devrait bien, une fois pour toutes, laisser à l'Orient. Non seulement le rusma corrode et détruit la peau, mais il a souvent déterminé des intoxications arsenicales, à la suite de la désorption de l'orpiment dans le torrent circulatoire.

Nous avons encore, comme dépilatoires, la pince classique et le non moins classique emplâtre de poix : ce sont également deux moyens irritants par excellence pour la peau : j'ai vu, plusieurs fois, l'érysipèle succéder à

l'épilation des *vibrisses* ou poils des fosses
nasales.

La formule que j'emploie habituellement
est celle du dépilatoire dit de Bœtger. On le
prépare en faisant passer un courant d'hydro-
gène sulfuré dans un lait de chaux très épais,
jusqu'à saturation. Puis, on prend de ce

Sulfhydrate de chaux *bien égoutté*. 20 parties.
Glycérolé d'amidon . . . . . ⎱
Amidon pulvérisé . . . . . . ⎰ 10 —
Essence de citron . . . . X gouttes.

On applique la pâte sur la partie à épiler,
que l'on nettoie à l'eau tiède, après vingt ou
trente minutes de contact. Ce dépilatoire est
absolument inoffensif. Je l'ai employé, avec
succès, pour le traitement du *sycosis*, cette
affection si rebelle qui siège à la barbe et aux
favoris. (Il est bien entendu que les poils
repoussent toujours après la petite opération,
— qui est sans danger aucun, mais par malheur, purement palliative.)

Voici encore un mélange épilatoire, dont la
formule est due à Unna (de Hambourg). Il est

12

moins énergique, mais encore moins irritant
que le précédent :

Sulfure de baryum	10 grammes.
Amidon pulv. . . . . }	
Oxyde de zinc pulv . . . . . }	ââ 10 —

Mêlez. — On délaye une certaine quantité
de cette poudre dans la quantité d'eau nécessaire pour obtenir une pâte consistante, que
l'on étale au moyen d'une spatule sur la région
que l'on se propose d'épiler. Dès que la pâte
est sèche, ce qui arrive au bout de dix minutes environ, on l'enlève, et on trouve la
peau sous-jacente absolument glabre. — Point
d'irritation de la peau, si on a eu le soin de ne
pas appliquer la pâte deux jours de suite sur la
même surface.

La formule suivante, du regretté Quinquaud,
m'a également donné de bons résultats :

℞ Alcool	12 grammes.
Iode	75 centigr.
Collodion.	35 grammes.
Essence de térébenthine . . .	1 gr. 5
Huile de ricin	2 grammes.

On appliquera une couche de ce mélange

sur les parties velues pendant trois à quatre jours consécutifs.

Voici encore une autre méthode, due au Dr Carpenter. Il prend un petit morceau de sapin, le taille en pointe extrêmement fine, puis le plonge dans l'acide acétique cristallisable et l'applique sur la peau à côté du poil à détruire, sur lequel on exerce une légère traction, soit avec les doigts, soit avec une pince. On fait ainsi plusieurs applications à quelques minutes d'intervalle : la peau s'amollit et la pointe peut pénétrer dans le follicule pileux. Le poil cède alors à la moindre traction, et l'on termine l'opération en introduisant aussi profondément que possible la pointe dans le follicule pileux. L'auteur se sert parfois pour cette dernière opération de la tête d'une aiguille ; le chas de l'aiguille retient un peu d'acide qui se trouve porté au fond du follicule. Il a pu opérer ainsi dix poils par séance. Carpenter relate aussi le cas de petites tumeurs verruqueuses pédiculées, enlevées en faisant agir l'acide acétique soit sur la tumeur elle-même, soit sur son pédicule.

Nous devons, enfin, dire notre avis sur la nouvelle méthode épilatoire américaine, qui offre certains avantages lorsqu'elle est maniée avec douceur et habileté. Il s'agit de l'emploi de l'électricité, dont les difficultés et la douleur ne compensent pas suffisamment (avouons-le) les quelques résultats pratiques. Voici le manuel opératoire (Brocq) : il faut se servir d'une aiguille de platine iridiée aussi fine que possible ; l'aiguille doit être introduite dans le follicule pileux lui-même, le long du poil ; elle doit pénétrer sans résistance à la profondeur voulue, qui est, d'ailleurs, variable. Le courant de trois à cinq milliampères est suffisant et la durée doit varier suivant les qualités de la peau, la région opérée, la profondeur et le volume des poils. Dans chaque séance, on peut, suivant les cas, enlever de trente à cinquante poils, en ayant soin de ne pas attaquer deux poils assez voisins l'un de l'autre pour que les vésicules s'éloignent : on s'exposerait à avoir des cicatrices et même des kéloïdes. Il est bon de commencer le traitement par une séance d'épreuve

dans laquelle on n'enlève que quelques poils
disséminés çà et là.

La durée pendant laquelle on doit faire
passer le courant demande une grande expérience personnelle, une étude de chaque malade.

Lorsqu'on a enlevé, par l'électrolyse, tous
les poils volumineux d'une région, les points
opérés se recouvrent de poils plus fins que les
précédents, à grosse racine pulpeuse assez pro-
fonde, dont le développement semble avoir
été hâté par les opérations d'électrolyse.

On ne doit pas (à moins que les sujets y
tiennent absolument) toucher aux poils blonds
peu visibles ; si quelques poils deviennent
réellement trop longs ou trop gênants, on les
coupe ou on les flambe. Si les poils prennent
un trop grand développement, il faudra intervenir par l'électrolyse. On devra résister aux
sollicitations des femmes pour les moustaches,
dont la destruction est très douloureuse et
laisse souvent des cicatrices. Quand il n'y a
que quelques gros poils disséminés çà et là sur
le menton ou sur les joues, il y a de réels

avantages à traiter par l'électrolyse. Sinon, on les décolore et on les garde.

J'ai (comme M. Besnier et tous les spécialistes de la peau) vu d'assez nombreuses victimes de l'épilation électrolytique. « Il existe à Paris un certain nombre d'officines où elle est pratiquée sans prudence ; il y a des malades qui ont la figure couverte de cicatrices chéloïdiennes, que des scarifications multiples ont grand'peine à réprimer. »

Les poils peuvent se présenter sous différents aspects (Smester) :

1° Les poils isolés, généralement petits et fins ;

2° Les poils réunis en groupe, formant moustaches, favoris, mouches, et plus ou moins touffus et durs ;

3° Les poils groupés sur une petite verrue ou sur une plaque de nœvus, ordinairement forts et résistants.

On se sert généralement d'une pile à courant continu, et pouvant fournir des intensités suffisantes.

« Les uns préfèrent employer les grandes

intensités, plus rapides dans leur action, plus douloureuses aussi.

Les autres s'en tiennent aux faibles intensités. Cette méthode nécessite, de la part de l'opérateur, plus de patience, parce qu'il faut un plus long temps pour la destruction du bulbe pileux. En revanche, elle est bien plus agréable pour les opérés, étant moins douloureuse. » (Smester.)

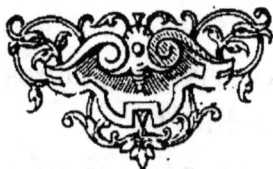

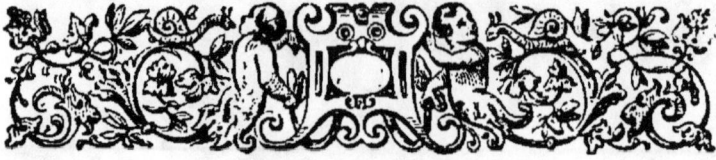

XII

HYGIÈNE DE L'ATTITUDE
LE VÊTEMENT ET LA PARURE
QUELQUES MOTS SUR L'HYGIÈNE
DE LA JEUNE FILLE

L'ÉQUILIBRE est la condition *sine quâ non* de l'attitude. Ad. Nicolas a étudié, avec le plus grand soin, toutes les lois mécaniques et dynamiques de l'attitude, et énuméré les dispositions anatomiques favorables à l'équilibration. Le muscle joue ici le rôle organique prépondérant ; la moelle épinière préside à la tonicité du muscle ; le cerveau et le cervelet coordonnent et adaptent ses mouvements et créent la notion du *sens musculaire*.

L'éducation de l'attitude s'opère peu à peu chez l'enfant, et l'adaptation des mouvements se fait d'une manière de plus en plus précise, à mesure que les sens se développent, que le squelette se perfectionne, et que les muscles se fortifient. De douze à quinze mois, l'enfant prend l'attitude verticale et se met à marcher. Puis l'attitude se coordonne pour le travail, et le rôle de « l'effort », commence. Variable selon les professions, l'effort modifie les rapports des organes, il gêne ou favorise le jeu des divers appareils de l'économie. C'est ainsi que les tailleurs, les dévideuses de soie, les montreurs d'ombres chinoises, finissent par avoir la colonne vertébrale tordue, et les membres plus ou moins contournés. Nos lecteurs savent tous, par nos articles sur l'hygiène des écoles, l'influence déformatrice exercée par les attitudes scolaires[1].

Nicolas considère avec raison le vertige comme la berlue de l'équilibration, de même

---

[1] Voir nos ouvrages : *L'Hygiène du travail, La Santé par l'exercice*, etc. Voir surtout notre *Précis Elémentaire d'hygiène pratique*, écrit en collaboration avec Dubousquet.

que les absences sont la berlue de l'attention.
« Le vertige est un affolement du regard. »
L'indécision de l'attitude résulte de l'incerti-
tude de la notion du milieu ; l'étourdissement,
une sorte d'ivresse, de faiblesse irritable, pré-
cèdent souvent le vertige proprement dit.

L'hygiène des attitudes consisterait à les
varier, à en abréger la durée et à répartir
convenablement les efforts qui les coordonnent. L'abdomen et le tronc demandent à être
soutenus par des ceintures, des bretelles, des
corsets bien conditionnés. L'hygiène des attitudes doit commencer à la première enfance :
l'enfant qu'on porte sera changé de bras ; son
corps sera rectifié par un maillot bien appliqué ;
on ne cherchera, chez lui, ni à hâter ni à
exagérer la marche. A l'école, on encouragera
les jardins d'enfant, les jeux et l'exercice sous
toutes les formes. On rendra attrayantes les
promenades et les récréations, ainsi que la
gymnastique, qui ne sera aimée des élèves
que lorsqu'elle sera libre et non réglementée
comme aujourd'hui. Chez la jeune fille, on
utilisera avantageusement la danse, en plein

air, si possible. On supprimera les hauts
talons, qui sont pleins de dangers au point de
vue de l'hygiène. On prendra surtout garde
au mobilier scolaire et au tabouret de piano,
sources de fortune pour les orthopédistes.

L'expression des attitudes d'équilibre peut
être atone, abandonnée, avachie, chez les
frileux, les souffreteux, les vieillards, les imbé-
ciles : elle sert parfois de masque à l'hypo-
crisie. L'attitude ferme de l'homme droit, au
contraire, indique une harmonie maîtresse,
un caractère décidé, loyal, confiant. L'attitude
discordante, cambrée, accuse la prépondé-
rance de la matière sur l'esprit ; c'est l'attitude
provocante du fat et du fanfaron. Les attitudes
indécises du poltron, du tracassier, du fan-
tasque, du versatile, du vicieux, du méchant,
etc... se révèlent par des caractéristiques qui
se prêtent peu à l'analyse. Le balancement
rythmé des bras, d'ordinaire, annonce un caractère indécis ou astucieux, etc...

Les attitudes maladives spéciales se rencon-
trent dans l'hydrocéphalie, l'asthme, l'atrophie
musculaire, etc. La douleur influence l'attitude

en provoquant des contractions réflexes, des mouvements de réaction ou de concentration variés. Dans la folie, le désordre de l'attitude est au complet ; il diffère selon la variété de délire et d'hallucinations.

Les attitudes passionnelles émotives sont coordonnées selon les modes, « atonie, concentration, suspens, fermeté, expansion, » isolés ou combinés pour produire la peur, la tristesse, la répugnance, la haine, le désir, le courage, la joie, etc. Puis, de ces impressions habituellement ressenties dérivent les attitudes typiques, physiognomoniques : celles du vice, de la vertu, de la timidité, du malheur, de la fortune, de la pauvreté. La race et l'hérédité, le sexe et l'âge viennent également nuancer l'attitude et lui imprimer un cachet spécial. Le maintien et le costume lui-même influent considérablement sur l'expression physionomique.

Gabriel Prévost, dans son ouvrage intitulé : *Le Nu, le Vêtement, la Parure,* a posé avec raison le principe d'esthétique suivant : « Il n'est créature si laide dont on ne puisse encore augmenter la laideur; donc, on peut, au moins, s'embellir en évitant ce qui enlaidit. »

En d'autres termes, une coquetterie bien ordonnée doit mettre dans l'ombre certains défauts et faire ressortir certains charmes : elle ne saurait aller plus loin et forcer son talent au point de violer la Nature immanente et immuable.

On pourrait écrire le manuel esthétique de l'attitude, c'est-à-dire l'exposé de ce qu'il faut faire et aussi de ce qu'il faut éviter, pour conserver l'harmonie générale, et cette *consonnance* des traits du visage et des diverses parties du corps, qui constitue la vive beauté.

Le type de la beauté est évidemment différent chez l'homme et chez la femme; mais, dans l'un comme dans l'autre sexe, être beau, c'est être d'*ensemble*, ainsi que l'a exprimé Feyen-Perrin. Ou, en d'autres termes (avec Mme de Girardin), il y a deux sortes de beauté : celle que l'on reçoit et celle que l'on prend. La séduisante femme de Henri VIII,

Anne de Boleyn, qui passait pour une merveille de charme, avait six doigts à la main
droite, une dent mal rangée à la mâchoire
supérieure, et au niveau du cou, une petite
tumeur, qu'elle cachait avec le plus grand
art.

La beauté réside donc dans l'harmonie d'ensemble, de milieu, de couleur. La concordance
est une condition *sine quâ non* de la beauté.
Le type du beau est, il est vrai, essentiellement relatif aux races : mais sa conception
est sensiblement la même dans toutes les races
indo-européennes. Le sentiment de la forme
et celui de la couleur sont singulièrement
affaire d'éducation, ou plutôt d'instruction.
En connaissant, en effet, la loi des couleurs,
loi dont la découverte est due à l'illustre Chevreul, on est facilement coloriste, ou plutôt
on le devient. Par la couleur, on rend, à son
gré, une femme belle ou laide.

« En juxtaposant les couleurs complémen-
taires, on porte la couleur ou le ton à son
maximum d'irritation ou d'intensité. » Il suffit
de savoir que le jaune vert a pour complé-

mentaire le rouge violet ; le rouge orangé, le
vert bleu, etc... pour ne pas faire vibrer des
tons inharmoniques, et pour paraître *avoir du
goût*. Une dame est charmée par les tons d'une
robe de soie violette placée, dans un étalage,
à côté d'une robe jaune. C'est affaire de sym-
phonie. Elle achète sa robe et l'emporte à
domicile ; à son arrivée, l'étoffe paraît sale,
défraîchie, passée. Elle croit avoir été victime
d'un abus de confiance : elle n'a été victime
que de la loi Chevreul... Le rouge et le vert
amincissent, le jaune et le bleu épaississent.
Une petite femme mince est plus petite et
plus mince vêtue de noir. Une grande et
grosse femme en toilette blanche ressemblera
à un colosse de foire. Les raies verticales rendent maigre, pendant que les horizontales
rendent grasse, etc... etc...

La loi de Chevreul est parfaitement
applicable au vêtement, au costume, ainsi
qu'au maquillage et à la teinture des cheveux,
Il faut se garer, comme de la peste, de cette
rupture dans l'harmonie des couleurs ; elle
jette partout la laideur et le ridicule.

Écoutez cette page de Chevreul sur le chapitre des chapeaux... féminins :

« Un chapeau noir à plumes ou à fleurs
blanches, ou roses, ou rouge, convient aux
blondes.

Il ne messied pas aux brunes, mais sans être
d'aussi bon effet. Celles-ci peuvent ajouter
des fleurs ou plumes orangées ou jaunes.

Le chapeau blanc mat ne convient réellement qu'aux carnations blanches ou rosées,
qu'il s'agisse de blondes ou de brunes. Il en
est autrement des chapeaux de gaze, de crêpe,
de tulle ; ils vont à toutes les carnations.

Pour les blondes, le chapeau blanc peut
recevoir des fleurs blanches, ou roses, ou surtout bleues. Les brunes doivent éviter le bleu,
préférer le rouge, le rose, l'orangé.

Le chapeau bleu clair convient spécialement
au type blond ; il peut être orné quelquefois
de fleurs jaunes ou orangées, mais non de
fleurs roses ou violettes. La brune qui risque
le chapeau bleu ne peut se passer d'accessoires
orangés ou jaunes...

Le chapeau vert fait valoir les carnations

blanches ou doucement rosées. Il peut recevoir des fleurs blanches, rouges et surtout
roses.

Le chapeau rose, ne doit pas avoisiner la
peau ; il doit en être séparé par les cheveux,
ou par une garniture blanche (ou par une garniture verte, ce qui vaudrait encore mieux).
Les fleurs blanches à feuillage abondant sont
d'un bon effet dans le rose.

Le chapeau rouge plus ou moins foncé n'est
conseillé qu'aux figures trop colorées.

Eviter les chapeaux jaunes et orangés. Se
montrer fort réservé vis-à-vis du chapeau violet, qui est toujours défavorable aux carnations, à moins qu'il en soit séparé non seulement par les cheveux, mais par des accessoires
jaunes, qu'une brune seule pourra risquer
avec des accessoires bleus ou violets. D'après
Laurent Gsell, la *coloration générale de la toilette doit être la couleur complémentaire de la
nuance de celle qui la porte.* (La coloration
générale étant la résultante de toutes les
nuances qui composent l'habillement complet:
fleurs du chapeau, corsage, robe, rubans de

taille...) C'est-à-dire que la blonde comme les
blés choisira la coloration bleue turquoise ; la
blonde dorée, le bleu vert ; la rousse, le vert ;
la brune, aux cheveux aile-de-corbeau, le
rouge. Pour les cheveux châtains, c'est le
violet qu'il faut prendre.

L'importance de l'arrangement des cheveux
est réelle pour l'expression du visage ; les cheveux ras virilisent les traits, que féminise la
raie au milieu du front. J'ai, plus haut, *blagué*
l'absurde et hideux chapeau *haut de forme*,
que jamais aucun sculpteur ne pourra faire
figurer dans la statuaire ; j'ai pu souhaiter
que cette ridicule coiffure, mal aérée et gê-
nante, vienne à disparaître de nos mœurs. Il
serait injuste, toutefois, de méconnaître que
le chapeau haut de forme préserve des chocs :
en temps d'ouragan et de pluie de cheminées,
il a sauvé bien des existences et empêché bien
des fractures du crâne.

Nous ne saurions, on le conçoit, décrire ici,
au point de vue de l'esthétique, l'arrangement
des cheveux chez la femme, les ornements de
la tête : peignes, épingles, voiles, fleurs, etc. ;

les divers genres de vêtements et de coiffures,
etc... que la femme doit varier selon son genre
de beauté et aussi, hélas! suivant les caprices
des modistes.

Le costume peut (comme on l'a dit) accuser
les formes d'une jolie femme sans les con-
damner. Mais souvenons-nous toujours que
toutes les parties du corps sont solidaires, et
que l'*habitus* général doit être, avant tout,
harmonique :

« Même quand l'oiseau marche, on voit qu'il a des ailes. »

Vérité que Diderot exprime aussi à sa manière, lorsqu'il affirme, avec justesse, que l'on
reconnaît un bossu rien qu'à ses pieds !

Il faut toujours éviter de se serrer la taille.
Outre les déplacements viscéraux dangereux
que cette habitude peut engendrer, elle n'a
rien du tout d'esthétique: une taille serrée ne
convient ni aux maigres, ni aux grasses, dont
elle rend plus saillantes les déformations physiques. « Une femme coupée en deux comme
une guêpe, cela choque la vue et fait souffrir
l'imagination. » (Rousseau.)

Quelques mots sur l'hygiène virginale ne seront pas déplacés, ici, dans ce chapitre consacré à l'attitude [1].

C'est, croyons-nous, La Rochefoucauld qui a dit : « On devrait souvent rappeler aux jeunes filles qu'elles ne seront pas toujours jeunes. » Cette maxime doit constituer la base de l'éducation féminine ; le docteur Coriveaud a raison de protester contre nos mœurs corrompues et prudes qui font « du mot sacro-saint de *maternité* un terme dont les jeunes filles rougissent lorsque par inadvertance on le prononce devant elles ». Nous irons plus loin : il n'est pas rare de voir, dans des pensions de demoiselles, de jeunes pensionnaires sérieusement effrayées à la vue des sanglants symptômes de la révolution organique qui s'opère chez elles à la puberté.

La femme étant, sinon *une malade*, comme l'a écrit Michelet, du moins un être délicat, les modificateurs hygiéniques ont, appliqués à elles, une grande importance, principalement

---

[1] Consulter, pour l'hygiène féminine générale et spéciale : Dr E. Monin : *L'Hygiène des sexes* (5e éd.).

dans les villes, où l'air est insalubre et con-
finé, où les logements sont exigus, où la vie
n'est vraiment qu'une asphyxie lente.

L'appétit de la jeune fille a besoin, pour se
maintenir régulier, de la régularité même des
repas. L'estomac se fatigue et se révolte, s'il
est sollicité, capricieusement, à tout instant
du jour, au lieu d'être discipliné par un travail méthodique. Le régime de la jeune fille
ne doit pas consister en bouillons gras et en
viandes saignantes ; une bonne soupe maigre,
des *plats variés*, viandes bien cuites, légumes
et desserts, sont un régime bien préférable.

Toute nourriture excitante est, d'ailleurs,
nuisible, au plus haut point, à la beauté virginale. Il faut régler avec soin, dans ce but, les
repas des jeunes filles, veiller à ce qu'elles ne
gâtent point leur estomac, leurs dents, par les
acides et les sucreries, dont elles sont portées,
assez naturellement, à faire abus.

La jeune fille se lèvera de bonne heure,
fera des ablutions froides, déjeunera légèrement, puis ira, de suite, à la promenade.
Elle respirera, de bon matin, le grand air et

gagnera ainsi de l'appétit pour le repas du
midi. Après ce repas, un exercice ou un jeu
quelconque favorisera la digestion. L'après-
midi, nouvelle promenade. La gymnastique
entretient la santé, la vigueur et la beauté ; la
danse de caractère aidera également la jeune
fille à triompher de la chlorose, sa plus cruelle
ennemie. Elle développera ses charmes naturels,

« Et la grâce, plus belle encor que la beauté ! »

Car sans grâce, la beauté n'est qu'un hame-
çon sans appât : avec elle, le beau sexe recu-
lera toujours les limites de l'art de plaire.

Enfin le séjour à la campagne, l'équitation,
l'exercice en plein air, la natation, les bains de
mer, les eaux minérales, triompheront de
l'anémie la plus rebelle[1].

Le corset est, dans l'hygiène virginale, un
« thème à variations » pour tous les hygié-
nistes. Partie nécessaire de l'habillement de
la femme, le corset n'est digne d'aucune malé-
diction, s'il est taillé sur mesure, « c'est-à-

[1] Voir : La Santé par l'exercice (O. Doin).

dire ajusté aux formes particulières de chacune
de vous, et fait de telle sorte et avec de tels
matériaux, qu'il soutienne sans comprimer,
redresse sans froisser, et laisse à la respiration
un jeu ample et facile ». (Coriveaud.) Prenant
appui sur les hanches, le corset ne doit pas
refouler le ventre, comprimer l'estomac, apla-
tir les seins. Le corset a traversé cinq époques
distinctes et est arrivé, de nos jours, à n'être
pas trop anti-hygiénique. Les *bandes* de la
période antique, les justaucorps et les corsages
serrés du moyen âge et de la Renaissance, les
corsets baleinés du dix-septième et du dix-
huitième siècle étaient, incontestablement,
plus funestes à la santé de la femme que le
corset contemporain [1].

Le *dos rond* se guérit parfaitement par la
gymnastique d'attitude, sans aucun appareil :
laissez tomber les bras le long du corps, déve-
loppez la poitrine dans toute son extension
musculaire, rentrez le menton. Élevez-vous
lentement sur la pointe des pieds à la plus

---

[1] Voir, pour détails sur le *Corset*, les *Propos du docteur.*

grande hauteur possible, afin d'exercer tous les muscles des jambes et du corps ; revenez à la position primitive sans pencher le corps en arrière en dehors de la ligne droite. Répétez cet exercice d'abord sur un pied, puis sur l'autre.

C'est surtout par l'exercice et la distraction que s'enfuient les idées capricieuses et lunatiques. Pour éviter les « *rêves* » des jeunes filles et les dangers que présentent pour elles l'*isolement* de leur existence, il faut veiller à deux points : occuper l'esprit, fatiguer le corps. Il ne faut pas, toutefois, exagérer ce programme ; surmener les facultés intellectuelles de la jeune fille, c'est exalter son système nerveux si sensible : c'est nuire à sa santé et à sa beauté. La jeune fille a besoin de beaucoup de sommeil. Rien n'entrave son développement physique comme les veilles prolongées et répétées, l'abus des soirées, des bals, des spectacles ; rien n'entretient plus l'anémie et le nervosisme que l'excès de ces plaisirs qui font faire du jour la nuit, et de la nuit le jour : le sommeil diurne est loin d'être aussi réparateur que l'autre ; et chacun sait combien le visage des actrices et des mondaines se pâlit et se fane de bonne heure.

Les goûters, lunchs, *five o' clock*, etc., sont très mauvais pour l'estomac et par conséquent pour la peau, puisque, selon Lorry, *maximum cum cute consensum habet ventriculus.* C'est dans la boutique du pâtissier que la jeune fille va le plus souvent récolter les crampes d'estomac. La gastralgie une fois semée, on ne tarde pas à récolter les bouffées de chaleur au visage, l'urticaire, l'acné, etc..., qui suivent le mauvais estomac comme l'ombre suit le corps. et qui deviennent les irréconciliables antagonistes de la beauté virginale [1].

---

[1] Pour les détails de l'hygiène des femmes, consulter notre récent volume, *l'Hygiène des Sexes* (O. Doin édit.).

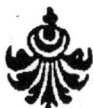

XIII

LES PARFUMS

Qu'on le veuille ou non, les parfums forment un important chapitre de l'hygiène de la beauté chez la femme. Les odeurs suaves contribuent, en effet, puissamment, au charme et au plaisir ; l'odorat vient compléter la vue, et ce « sens de l'imagination » est la source vivifiante de bien des ivresses. Le tout est d'avoir le nez assez sagace, assez subtil (assez *bien mouché*, comme disaient crûment les Latins), pour faire un heureux choix de parfums délicats, et surtout s'harmonisant avec l'âge et le caractère. La parfumerie n'est point, comme on le croit, affaire de mode, mais indi-

viduelle ; elle ne réside aucunement dans des
combinaisons plus ou moins scientifiques,
mais dans de pures et instinctives impressions.
Autrement dit, chaque femme devra choisir
le parfum qui convient à son genre de beauté,
comme elle choisit la toilette qui est le plus
en rapport avec son individualité particulière.
« Une couleur à la mode, un parfum à la
mode, me mettent en colère, s'écrie justement
A. Karr. Une femme qui change de parfums
selon la mode est une femme parfumée. Une
femme qui porte toujours le même parfum *se
l'assimile* et est une femme odoriférante. » Il
faut bien dire (entre nous) que la femme *qui
sait se parfumer* est aussi rare que celle *qui
sait s'habiller.* La violette et la lavande ambrée, parfums doux et discrets, conviennent
aux jeunes filles ; le foin coupé, la peau d'Es-
pagne, plus capiteux, aux femmes faites. Il en
est des odeurs comme des bijoux et des vêtements...

Ce sont les fleurs, « ces encensoirs flot-
tants » du poète, qui possèdent assurément les
aromes les plus frais, et exhalent les effluves

les plus suaves. Quoi, par exemple, de plus
délicat, de plus enivrant, que cette vague sen-
teur du liseron sauvage que Victor Hugo pré-
férait, dit-on, à tout autre parfum ? Malheureusement, l'odeur des fleurs est peu durable
et peu fixe. L'art a dû s'occuper de bonne
heure d'y suppléer par les parfums. La parfumerie, on peut le dire, est aussi vieille que le
monde : l'étymologie « *per fumum* » indique,
d'ailleurs, que les prêtres, ces premiers insti-
tuteurs des peuples, ont de tout temps saisi le
parti considérable qu'ils pouvaient tirer des
parfums, pour agir sur les sens et enchaîner la
raison. L'encens est, encore aujourd'hui, l'un
des puissants engins de la religiosité...

Les anciens peuples de l'Orient avaient
poussé l'art du parfumeur à un degré de développement inouï. Nous nous plaisons à ren-
voyer ceux de nos lecteurs que la question
intéresserait, à un livre renommé qui déborde
de l'érudition la plus charmante, le *Livre des
parfums*, d'Eugène Rimmel. C'est là qu'on peut

suivre le défilé historique le plus complet. Les
Grecs et les Romains héritent des mœurs de
l'Orient, qu'ils exagèrent encore. Au siècle
d'Auguste, chaque partie du corps avait son
parfum particulier : l'essence de menthe était
réservée aux bras ; à la poitrine, l'huile de
palme ; aux genoux, l'essence de lierre, etc...
Le nombre des pommades, la variété des com-
positions odorantes, l'abondance des sachets,
la richesse des cosmétiques étaient colossaux.
Les amants de Laïs furent les ingénieux inven-
teurs de la pulvérisation. Au milieu de la
salle du festin, ils lâchaient des colombes im-
prégnées des plus fines essences, et ces oiseaux
secouaient sur les convives leurs ailes parfumées : gracieuse opération que ne rappelle
que de loin le pulvérisateur de nos contemporaines! Les anciens avaient très bien observé
la psychologie des parfums. D'après eux, le
musc rend aimable ; la rose, effronté ; la violette, mystique ; la menthe, politique ; l'œillet,
méchant ; le benjoin, inconstant ; la verveine
et l'ambre, artiste et génial, etc., etc.

On divise ordinairement les odeurs des par-

fums modernes en : odeurs *aromatique* (œillet),
suave (rose) et *ambrosiaque* (ambre). Mais nous
préférons, à cette classification très incom-
plète, la remarquable classification de Rimmel,
que nous voulons reproduire ici *in extenso*,
avec ses exemples les mieux choisis.

ODEUR *rosée* : rose, géranium, palissandre.
— *jasminée* : jasmin, muguet, ylang-ylang.
— *orangée* : oranger, acacia, seringa.
— *tubérosée* : tubéreuse, jonquille, jacinthe.
— *violacée* : violette, iris, réséda.
— *balsamique* : vanille, benjoin, fève tonka, hélio-
trope.
— *épicée* : cannelle, muscade, cascarille.
— *caryophyllée* : girofle, œillet.
— *camphrée* : camphre, patchouly, romarin.
— *santalée* : santal, vétiver, cèdre.
— *citrine* : citron, bergamote, cédrat.
— *herbacée* : lavande, thym, marjolaine.
— *menthacée* : menthe, sauge, basilic.
— *anisée* : anis, badiane, carvi.
— *amandée* : amandes amères, mirbane, aurier.
— *musquée* : musc, civette.
— *ambrée* : ambre gris, mousse de chêne.
— *fruitée* : poire, coings, ananas.

Tous ces parfums font l'objet d'un commerce important. En France, le département

des Alpes-Maritimes est presque entièrement
consacré à la culture des roses, orangers, jas-
mins, cassies, violettes, tubéreuses, etc., si
usités en parfumerie. On cultive, ailleurs, le
thym, le géranium, le romarin, la lavande.
La meilleure essence de roses est celle de
Provence. La meilleure essence de lavande
est faite en Angleterre. Le patchouly nous
vient de l'Inde, et la gaultheria (essence de
winter-green) des Etats-Unis. La parfumerie,
du reste, n'utilise pas seulement les végétaux
(fleurs, feuilles, fruits, écorces), etc... Elle
trouve dans certaines substances animales le
plus puissant appoint. C'est ainsi que le musc,
sécrétion préputiale d'un chevrotain, le musc
s'emploie d'une façon considérable : il a la
propriété de développer l'odeur des autres
essences, et de leur donner (pour ainsi dire)
des ailes. L'ambre gris, concrétion morbide
d'un cachalot, donne également aux parfums
une finesse éthérée que nul autre procédé
naturel ou artificiel n'a pu fournir encore
à l'art du parfumenr. Enfin, on emploie
aussi, mais à très petites doses, la civette,

poche odorante d'un mammifère viverrien...

A côté des parfums extraits naturellement, il existe des produits odorants artificiels, des essences que la chimie crée de toutes pièces, ordinairement par synthèse... Exemples : les fausses essences de citron, de cannelle, d'ananas ; la vanilline, extraite de l'avoine ou de la térébenthine ; la fausse essence de violettes, extraite également du pin ; la fausse essence d'aspic ou de lavande, retirée du pétrole, l'héliotropine, le faux musc, etc., etc. Ces essences ont une odeur moins agréable, moins suave, plus lourde (si l'on peut dire) au nez, que les essences naturelles : elles sont assez inoffensives, du reste, ou, du moins, peu toxiques : leur abus provoque davantage, toutefois, des étourdissements et des maux de tête. Nous reviendrons sur ce sujet en traitant de l'action des parfums sur l'organisme.

L'essence artificielle la plus usitée en parfumerie est la *nitrobenzine*, essence de *mirbane*, ou *fausse essence d'amandes amères*, découverte en 1834 par Mitscherlich. C'est un liquide jaunâtre, que l'on obtient en quantités

énormes et à très bon marché dans les fabriques
d'aniline. On peut la préparer en introduisant,
par petites portions, de la benzine dans de
l'acide nitrique *fumant*, préalablement chauffé.
Après l'essence de mirbane, c'est le *musc artificiel* qui est, actuellement, le plus en faveur,...
malheureusement pour nos nerfs olfactifs !

Dernièrement enfin, Tiemann et Krüger ont
réussi à isoler la matière odorante de la racine
d'iris sèche. C'est une acétone qu'ils ont appelée
irone, et dont ils ont étudié les propriétés et
les nombreuses transformations.

Ils sont parvenus, par l'action de l'acétone
sur le citral, corps aldéhydique extrait des essences de citron et d'*andropogon schœnanthus*,
plante plus connue sous le nom de vétiver, à
obtenir un composé qu'ils ont appelé *pseudo-
ionone* et qui, par l'action de l'acide sulfurique
étendu, se transforme en *ionone*, acétone cy-
clique ayant l'odeur de la violette.

❦

L'action des parfums sur l'organisme est très
variable, selon la nature des parfums et les

individualités particulières. Grétry s'évanouis-
sait à l'odeur d'une rose.; la duchesse de Lam-
balle ne pouvait supporter celle des violettes.
On cite, au contraire, divers exemples de l'é-
trange tolérance qu'il est possible d'acquérir
pour les parfums. Néron arrosait d'eau de
roses tous ses appartements. Louis XIV vivait
au milieu des fleurs d'oranger (peut-être à
cause de ses fréquents mariages ?...). Le maré-
chal de Richelieu ne sortait pas d'un salon où
des soufflets lançaient constamment une atmosphère odorante. La *muscade* a donné son
nom aux *Incroyables* du Directoire. L'impératrice Joséphine remplissait littéralement de
musc son cabinet de toilette. Napoléon s'as-
pergeait tous les matins de flots d'eau de Cologne, sans craindre la fameuse épigramme de
Martial :

... « *Non bene olet qui bene semper olet.* »

Les parfums délicats ont le pouvoir, parfois
magique, d'exciter le bien-être et la gaieté ;
« ils réjouissent le cœur, » dit l'Ecriture. Ils
font (chacun le sait) partie intégrante du pa-

radis de Mahomet. L'odorat étant, par-dessus tout, le sens de l'imagination (Rousseau), il est facile de concevoir comment des vibrations agréablement parfumées pénètrent et captivent le système nerveux, à la façon d'une musique mélodieuse ; comment elles suscitent les sensations voluptueuses, et vont même jusqu'à éveiller l'appétit vénérien. Sur certaines natures très susceptibles, capable d'une sorte d'hypnotisme à distance, certains parfums ont parfois une influence considérable : ainsi, nous avons vu des hystériques tomber en syncope à l'odeur du safran, du musc, de la feuille de noyer. D'autres odeurs ont une action excitante réelle : les baumes de tolu, du Pérou, de la Mecque, le storax, le benjoin, la cannelle, l'encens, la cascarille, sont dans ce cas. Ce n'est pas sans raison que les iatraliptes de l'ancienne Grèce recommandaient comme complément de la gymnastique et de la culture somatique, les bains, frictions et onctions avec des parfums capables de réveiller la vitalité organique. Piesse conseille aux orateurs de parfumer leurs mouchoirs d'eau de Hongrie.

Non seulement cette précaution serait très
utile dans certaines réunions publiques : mais
il est certain que le romarin réveille et fortifie
la respiration, lorsque l'on dégage ses vapeurs
stimulantes, en essuyant son visage avec un
mouchoir ainsi parfumé. Les parfums à base
de vétiver et de fève-tonka (*coumarine*) peuvent causer parfois du coryza spasmodique,
que j'ai, pour ma part, eu à soigner trois fois,
chez des personnes abusant du *foin coupé*
(new mon hay).

La vanille, le thym, le santal et la rose ont
une action aphrodisiaque, que possèdent aussi
les essences de labiées (menthe, lavande, patchouly). L'abus de ces parfums pousse à la
débauche. Au contraire; les odeurs à base cya-
nique (amandes amères, laurier-cerise, fleurs
de pêcher) sont calmantes et antispasmodiques. L'odeur animale du musc et de la civette est énervante, parfois écœurante. Les
parfums à bases fortes (acide acétique, ammoniaque, *sels anglais*) ont une action préven-
tive, souvent très efficace, contre les évanouis-
sements, les syncopes, l'état nauséeux. L'abus

de la plupart des parfums doux énerve, cause
des migraines, des étourdissements, de la perte
d'appétit. Ces symptômes se produisent surtout lorsque le sujet n'est pas soumis à l'accou-
tumance : chez un individu qui séjournerait,
un peu longtemps, par exemple, dans un bou-
doir très parfumé. L'odeur du camphre endort
et stupéfie ; elle fait *mieux que cela*, dit l'École
de Salerne :

Camphora per nares castrat odore mares.

En somme, l'abus des parfums présente peu
de dangers réels pour la santé : mais il est
capable de détruire l'odorat, en émoussant
peu à peu l'exquise sensibilité du nerf olfactif.
Il faut donc éviter les odeurs trop vives. Il
faut savoir aussi que certains parfums *cassent*
la voix : la violette, la tubéreuse, sont surtout
redoutées des chanteurs et des chanteuses,
comme s'il s'établissait, nous dit Fauvel, une
lutte vibratoire entre les ondes sonores et les
ondes odorantes, qui aboutirait à une paralysie
passagère des cordes vocales.

Que faut-il penser, maintenant, de l'action

antimiasmatique, antiseptique des parfums ?
Les parfums purifient-ils l'air, neutralisent-ils
les gaz délétères ? Il faut distinguer. Certaines
odeurs ne font que masquer, couvrir les senteurs offensantes pour le nez : l'encens, par
exemple, était employé dans ce but pour les
sacrifices religieux.

Mais d'autres odeurs ont une action désin-
fectante réelle, c'est-à-dire purificatrice de
l'atmosphère. Les résines et les aromates (galbanum, storax, mastic, cèdre, myrrhe, cin-
namome, origan, etc.) jouaient un très grand
rôle dans l'embaumement des Egyptiens. Or,
l'on sait à quel point ces anciennes pratiques
étaient, véritablement, conservatrices et antiseptiques. N'est-il point remarquable que, du
jour où les Egyptiens abandonnaient ces salutaires coutumes, la peste s'implantait au pays
du Nil ? Le benjoin, le grand parfum des cas-
solettes orientales, le benjoin récèle une puissance chimique réelle de désinfection, due à
l'acide benzoïque. Le camphre est loin d'être
déchu de son immense réputation antiépidé-
mique ; or, remarquons qu'une foule de par-

fums, notamment ceux qui sont tirés des lau-
rinées, des synanthérées et des labiées, renferment du camphre. Le *vinaigre des quatre
voleurs*, composé de camphre, absinthe, romarin, sauge, menthe, rue, lavande, ail, girofle,
cannelle et muscade, ne doit-il pas à la peste
de Marseille (1720) sa vieille renommée antiseptique ?

Les fumigations aromatiques de baies de
genièvre, de *pastilles du sérail* et autres clous
fumants (tous à base de nitre, benjoin, tolu,
etc.), émettent des fumées qui rendent la respiration plus facile et purifient l'air des appartements. Les baumes servent aussi, en inhala-
tions, comme expectorants, dans les laryngites,
extinctions de voix, asthme, etc. Les fausses
essences de citron et d'oranger participent aux
propriétés inappréciables de l'essence de térébenthine, que nous considérons comme le
meilleur désinfectant intérieur. De même,
l'essence d'eucalyptus, qui tue les bactéries
de l'air. L'essence de géranium est à la fois
antiputride et stupéfiante.

Les essences de thym et de serpolet contiennent un antiseptique puissant, l'acide thymique; l'essence de winter-green ou de gaultheria jouit des actives propriétés de l'acide salicylique. La nitro-benzine emprunte les siennes aux benzols. Et nous pourrions, la chimie en mains, multiplier ces exemples, si nous voulions faire ici de l'érudition.

L'action dépuratrice des parfums sur l'atmosphère s'exerce, en général, par la puissante affinité que les essences possèdent pour l'oxygène : toutes, en effet, s'oxydent et se résinifient à l'air. Quelques-unes absorbent aussi l'ammoniaque et les produits gazeux de la fermentation putride...

D'autres, enfin, ont une action plus directement antiseptique peut-être. En voici un exemple. Les paysans affirment que la présence d'un bouc dans une étable empêche l'épizootie d'y régner. Au premier abord, cela paraît absurde. Mais, en y réfléchissant, on se demande, avec Bouley, si après tout, l'*acide hircique,* répandu par le bouc dans l'air de l'écurie, ne rend pas cet air impropre à la vie des microbes morbigènes ? L'action des odeurs serait donc parfois plus subtile encore que l'action de ces subtils ennemis de l'homme, les infiniment petits !

Ungerer affirme, d'autre part, que le séjour dans une atmosphère parfumée préserve des affections pulmonaires et arrête même le développement de la phtisie : le professeur allemand cite, à l'appui de sa thèse, la ville de Grasse, cet « *europæanisch garten* », où la phtisie est rare ; il attribue cette quasi-immunité aux vapeurs odorantes échappées des distilleries.

Meunier et Cadéac ont expérimenté la valeur antiseptique d'un certain nombre d'essences aromatiques sur le bacille typhique et le microbe de la morve [1].

MM. Blaizot et Caldaguès viennent encore de reprendre ces expériences, et, grâce à une technique plus sensible, ils ont trouvé que les propriétés bactéricides des essences étaient encore plus énergiques qu'on ne l'avait cru jusqu'ici.

Les essences les plus actives sont celles de Ceylan, de cannelle de Chine, de lavande, d'origan, de girofle, de géranium de France, de géranium d'Algérie, de verveine de France et l'extrait de tubéreuse. En moins d une heure, par la simple exposition à leurs vapeurs, divers microbes sont tués, tels que ceux du pus, du choléra, de l'intestin. Après six minutes, l'atténuation de l'activité de ces microbes est déjà très manifeste.

Pour le bacille typhique, on a constaté
que, la solution de sublimé à 10 p. 1000 tuant
ce microbe en dix minutes et l'éther iodoformé
en trente-six heures, les essences peuvent être
classées dans l'ordre suivant :

1° Essences tuant le bacille en moins de
vingt-quatre heures : cannelle de Ceylan, girofle, eugénol, thym, serpolet, verveine des
Indes, patchouly, zédoaire, absinthe, santal,
cédrat; la durée de l'action varie de douze minutes à vingt-deux heures ;

2° De vingt-quatre à quarante-huit heures :
cumin, carvi, genièvre, matico, galbanum,
mélisse, valériane, citron, angélique, céleri,
phellandrie, sabine, copahu, poivre, térébenthine, opoponax, roses, camomille, aunée ;

Beaucoup d'autres essences n'agissent qu'entre deux à dix jours.

En ce qui concerne le microbe de la morve,
le sublimé agissant en quinze minutes, voici
les résultats principaux obtenus avec des essences :

1° Essences agissant entre quinze minutes
et vingt-quatre heures : cannelle de Ceylan,

girofle, thym, serpolet, verveine des Indes, patchouly, géranium, origan;

2° De vingt-quatre à quarante-huit heures : citron, cubèbe, asa-fœtida, copahu, santal, cédrat, phellandrie, tubéreuse, zédoaire.

N'utilisera-t-on pas, un jour, contre les maladies infectieuses, d'aussi précieuses propriétés? Chamberland a démontré qu'en douze heures, l'essence de cannelle détruit le microbe typhoïde; et le Dr Bec a rapporté, à propos des propriétés antiputrescibles de l'essence de lavande, une petite anecdote qui nous servira de conclusion, parce qu'elle est aussi typique que véritable : Tout récemment, un fossoyeur occupé à creuser le sol d'un cimetière, mit à découvert le cercueil d'un homme qui avait succombé à une pneumonie et qui était enseveli depuis deux ans. Le cadavre était bien conservé et très reconnaissable; les vêtements eux-mêmes étaient peu détériorés. M. Bec a su que le fils de cet individu, afin d'éviter aux porteurs du cercueil toute impression fâcheuse pour leur odorat, avait arrosé d'essence de lavande le cadavre et les vête-

ments. C'était un procédé renouvelé des...
Egyptiens : les momies ne doivent-elles pas
aux essences leur conservation ?

La cannelle de Ceylan, reconnue aujour-
d'hui comme éminemment antiseptique, oc-
cupait, dans l'embaumement ancien, la première place ; l'origan, le genièvre, l'encens, le
girofle, le thym, le patchouly et la verveine
des Indes venaient en seconde ligne.

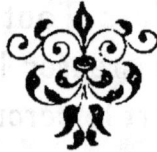

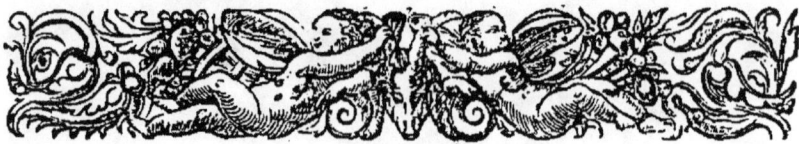

FORMULAIRE COSMÉTIQUE

Scribo fide. medicâ probâque experientiâ :
Qui meliora habet, eodem det animo l (Klein.)

XIV

FORMULES POUR LA PEAU [1]

SIROP CONTRE LES MALADIES DE LA PEAU (Augagneur.)

℞ Acide phénique crist . . . .   3 à 10 gr.
    Glycérine. . . . .   Q. S. pr diss.
    Sirop d'écorces d'oranges . . 400 grammes.

F. S. A. — A prendre deux cuillerées par jour.

[1] Le lecteur trouvera, dans notre *Formulaire de médecine pratique* et dans notre *Hygiène et traitement des maladies de la peau,* un grand nombre de nos formules personnelles, s'appliquant à tous les cas possibles. Celles de ce livre visent principalement l'hygiène et le cosmétique.

Chez les enfants, la dose d'acide phénique varie de 3 à 5 grammes, de 4 à 10 chez les adultes.

D'après notre confrère lyonnais, le succès est constant dans le prurigo des enfants et les prurigos en général. L'eczéma est amélioré dans ses formes sèches et lichénoïdes, plus rarement dans les formes aiguës et très humides.

><

BAIN AROMATIQUE (V. Audhoui.)

℞ Espèces aromatiques . . . .   1000 grammes.
Eau bouillante . . . .   10 litres.
Bicarbonate de soude . . . .   250 grammes.

Faites infuser les espèces dans l'eau bouillante pendant une demi-heure. Passez. Faites dissoudre dans la colature le bicarbonate de soude et mêlez à l'eau du bain.

Ce bain est très efficace pour exciter et provoquer la diaphorèse. Il faut le prendre un peu chaud.

><

SAVON A LA ROSE (Izard.)

℞ Savon blanc de suif . . . . . 1 kilogr.
Teinture de musc. . . . . . 25 grammes.
Essence de santal . . . . . 5 —
— de géranium . . . 15 —
Rose d'aniline dissous.. . . 1 —
F. S. A.

SAVON DE TOILETTE (Monin.)

℞ Savon très blanc. . . . . . 200 grammes.
Borate de soude. . . . . . . 10 —
Essence de patchouly. . . . . 2 —
— de cédrat, santal, vétiver. aâ 1 —
M.

LAIT VIRGINAL (Monin.)

℞ Eau de roses. . . . . 900 grammes.
Teinture de myrrhe. . . .)
— d'opopanax . . . } ââ 10 —
— de benjoin. . . .)
— de quillaya. . . . } Q. s. pour émulsionner.
Essence de citron . . . . 4 grammes.
M. S. A.

pour la toilette des visages irritables, et contre la terneur épidermique.

15

LOTION CONTRE LES RIDES (C. James.)

℞ Eau de roses. . . . . 200 grammes.
Lait d'amandes épais . . . . . 50 —
Sulfate d'alumine. . . . . . . 4 —
M. S. A.

Faites bien dissoudre et filtrez.

Cette mixture, astringente et tonique, offre l'avantage de restituer à la peau l'élasticité et le ressort. Elle réussit surtout dans les rides précoces, les seules que l'on doive combattre.

On peut donner aussi, à l'intérieur, la tisane d'hysope (conseillée par la tradition salernitaine pour la beauté du teint).

PRÉPARATION CONTRE LES RIDES (Monin.)

℞ Glycérine pure . . . . 20 grammes.
Lanoline. . . . . 15 —
Ichthyocolle . . . . 5 —
Extrait de ratanhia. . . . . . 4 —
Baume du Pérou . . . . 2 —

Amidon de riz, q. s. pour faire une pâte assez consistante que l'on applique le soir sur la région à dérider.

BADIGEONNAGE CONTRE LES RIDES (Monin.)

℞ Gomme adragante pulv. . . . . 5 grammes.

Ajoutez en triturant constamment dans un mortier :

Eau distillée de roses.	80 grammes.
Glycérine pure	10 —
Oxyde de zinc.	4 —
M.	

Badigeonner chaque soir en se couchant, la partie à dérider. Le matin, on enlève aisément l'enduit avec un peu d'eau tiède.

CONTRE LES RUGOSITÉS NOUEUSES DE LA PEAU (PEAU DE CHAGRIN)

Je conseille le lavage habituel avec l'eau de Vichy naturelle tiède : les effets en sont remarquables ; je les crois dus surtout à l'action des alcalis sur la sécrétion sébacée (*acné indurata* au début), quoique les solutions sodiques artificielles agissent moins bien. (Dr E. M.)

POUR EMPÊCHER LES CICATRICES DE BRULURES
(Brame.)

Badigeonner la partie brûlée avec l'essence de menthe poivrée.

><

TRAITEMENT DE LA SUEUR DES PIEDS ET DES MAINS
(Unna.)

L'auteur conseille l'usage quotidien des pédiluves ou des maniluves avec l'eau additionnée de vinaigre, de moutarde ou d'alcool camphré, puis des onctions avec des topiques stimulants, telles que :

℞ Ichthyol . . . . } ââ 5 parties.
Térébenthine . . . . }
Pommade à l'oxyde de zinc . .   10   —

Pendant le jour, on peut saupoudrer les pieds avec le mélange suivent :

Farine de moutarde . . . . .   1 partie.
Talc pulvérisé.   30   —

On obtient ainsi une rubéfaction permanente de la peau.

><

MAINS ROUGES (Berliner Klin.)

℞ Lanoline . . . . 100 grammes.
Paraffine liquide . . . . . . 25 —
Vanilline . . . . 0 gr. 10
Essence de rose vraie . . . . . 1 goutte.

M. (Matin et soir en onctions.)

MASSAGE POUR ADOUCIR LA PEAU ET LUI ENLEVER
TOUTE ODEUR.

℞ Huile d'amandes amères . . . 10 grammes.
Huile d'amandes douces . . . 100 —
Baume de tolu . . . . 2 —
Benjoin . . . . 2 —
Essence de citron . . . . . . 5 gouttes.
Essence de cajéput . . . . . 2 —

Après un bain, faites-vous masser tout le corps avec cette préparation et votre peau lui devra fraîcheur, fermeté et parfum.

PATE IMITANT LE COLORIS DE LA PEAU POUR APPLICA-
TIONS TOPIQUES DANS LES CAS D'ECZÉMA DES MAINS
ET DES DOIGTS. (Unna de Hambourg.)

℞ Poudre de riz . . . . 10 parties.
Litharge . . . .
Glycérine . . . . } ââ 30,3 —
Vinaigre . . . . 60 —

M. et réduire par la coction à 80 parties.

LAIT VIRGINAL POUR LA TOILETTE SECRÈTE DES DAMES ·
(Gérard.)

℞ Teinture de benjoin. . . . . .   50 grammes.
 Eau de roses.   500   —
 Eau de Mélilot   449   —
 Perchlorure de fer   1   —.
 M. S. A.

＞⊷

CRÈME DE TOILETTE (Fossati.)

℞ Lanoline. . . . .   5 grammes.
 Huile d'amandes douces. .   5   —
 Soûfre précipité.   5   —
 Oxyde de zinc . . . . . .   2 gram. 50.
 Extrait de violette.   0   —   50.
 Extrait d'orcanette. Q. s. pour colorer en rose.
 M. S. A.

Grâce à la lanoline, cette pommade est
très bien absorbée par la peau. Elle est très
efficace dans le traitement externe de l'acné,
des boutons et des rougeurs du visage, de ces
petites saillies tubéreuses que désignent les
expressions de tannes ou de comédons, si nombreuses parfois sur la face des adolescents.

＞⊷

CONTRE L'ADIPOSITÉ DES SEINS (Kisch.)

Tout d'abord, il faut enduire les seins avec

une pommade à l'iodoforme, dont voici la formule :

℞ Iodoforme pur désodorisé . . . . 1 partie.
Vaseline pure. . . . . 15 —
Essence de menthe poivrée . . 11 gouttes.
M.

Les seins sont ensuite enveloppés dans des linges chauds imbibés de la solution suivante :

℞ Alun. . . . . 1 partie.
Acétate de plomb . . . . . . 15 —
Eau distillée . . . . 11 gouttes.
M.

Par-dessus les linges on applique un papier imperméable et on laisse le tout en place pendant 12 heures. Les onctions et les enveloppements sont répétés matin et soir. Le traitement doit être continué pendant plusieurs semaines.

❦

GERÇURES PAR LE FROID (Monin.)

℞ Eau de laitue . . . . 200 grammes.
Glycérine pure. . . . . 50 —

Teinture de baume du Pérou.   15 grammes.
Salicylate de soude   4   —
M.

En lotions matin et soir.

❧

ENGELURES DU NEZ (Monin.)

℞ Beurre de cacao. . . . . . .   40 grammes.
   Huile de noisettes   10   —
   Acide citrique. . . . .   50 centigr.
   Précipité blanc   30   —
   Teinture de musc . . . .   20 gouttes.
   M.

Onctions 3 fois par jour, précédées de lotions tièdes avec l'eau de feuilles de noyer.

❧

REMÈDE CONTRE LES VERRUES (Kaposi).

℞ Bichlorure de mercure . . . . 1 gramme.
   Collodion. 30   —

Faire dissoudre.

Enduire avec soin la verrue avec une petite quantité du liquide une fois par jour. Ce remède est plus efficace et plus commode que ceux qui ont été recommandés jusqu'à présent.

❧

PANSEMENT DES CONDYLOMES (Langlebert.)

℞ Poudre de sabine. . . . . . ⎫ ȧȧ 5 gram.
— d'alun calciné. . . . ⎭
— de calomel . . . . . 2 —
— de sublimé corrosif. . 0 — 10.
M. S. A.

Pour pansement deux fois par jour, après avoir préalablement détaché ce qui reste de la précédente application.

❧❧

TRAITEMENT DE L'URTICAIRE REBELLE (Noël Guéneau de Mussy.)

℞ Poudre de jaborandi. . . . ⎫ ȧ a 10 centigr.
Extrait de gaïac. . . . . ⎭
Benzoate de lithine . . . . . 20 —
M. pour une pilule.

En prendre trois par jour. — Bain sulfureux tous les deux jours.

❧❧

LARMOIEMENT HIBERNAL (Gorcki.)

℞ Eau distillée de bleuets. . . 200 grammes.
Alcool de Montpellier . . . 20 —
Hydrolat de laurier-cerise. . 10 —
Acide borique pur. . . . . 8 —
M. S. A.

Mélanger une cuillerée à soupe de cette solution avec autant d'eau chaude ; y tremper des compresses de toile usée et bassiner les yeux 3 ou 4 fois par jour avec ces compresses.

Eviter le vent et la poussière.

☋

FARD BLANC GRAS (Monin.)

℞ Vaseline blanche . . . . . . } ââ 20 grammes.
Acide oléique . . . . . . }
Sous-nitrate de bismuth. . . . 4 —
Essence de romarin . . . . 10 gouttes.
M. S. A.

pour applications quotidiennes, et poudrer de fleur de riz.

☋

RUGOSITÉS DU VISAGE (Startin.)

℞ Eau de fleurs d'oranger. . . 1 litre.
Glycérine . . . . 50 grammes.
Borate de soude . . . . . 10 —
M.

pour lotions 3 fois par jour, et recouvrir de poudre de riz.

☋

TACHES ÉRECTILES OU PIGMENTAIRES (Monin.)

On peut essayer de les faire disparaître en les revêtant le soir de collodion chrysarobiné, 1 gramme de chrysarobine pour 10 de collodion riciné.

❦

DESTRUCTION DES TATOUAGES

Parmi les procédés vraiment scientifiques, le premier en date et qui donne des résultats remarquables est dû à M. le Dr Variot. On badigeonne d'abord les parties tatouées préalablement rendues aseptiques, avec une solution concentrée de tanin, puis à l'aide d'un jeu d'aiguilles comme en fabriquent les tatoueurs, on fait des piqûres très serrées sur toute la surface de la peau en traitement, en ayant soin d'empiéter sur la peau incolore ; on passe ensuite sur toutes les parties piquées le crayon de nitrate d'argent ordinaire. On laisse la solution concentrée de sel d'argent jusqu'au moment où les piqûres se détachent en noir foncé, on essuie et on saupoudre avec du tanin pulvérisé.

En une seule séance il ne convient d'enlever par ce procédé qu'une plaque de tatouage grande en surface comme une pièce de cinq francs en argent.

M. M. Bailliot subtitue au tanin et au nitrate d'argent le bioxalate de potasse qui lui a donné d'excellents résultats.

✻

TACHES DE POUDRE SUR LA PEAU (Fischer.)

Les taches bleu noirâtre produites sur la peau par l'action de la poudre à tirer (après le tir, etc.) s'enlèvent par un lavage avec la solution suivante :

Bi-iodure d'ammonium. . . ⎫ parties égales.
Eau distillée . . . . ⎭

puis avec de l'acide chlorhydrique dilué, pour faire disparaître les taches passées au rouge.

✻

TRAITEMENT DES OIGNONS (Lewis-Sayre.)

Pour traiter l'oignon, le chirurgien enroule

autour du gros orteil, de sa base à son extrémité libre, une bandelette de diachylon, et
la conduit le long du bord interne du pied.
On lui fait contourner le talon, et on la ra-
mène jusqu'à la tête du cinquième métatarsien.
On la fixe à ce niveau avec une autre bandelette transversale, et on assujettit le tout avec
une bande roulée. Ordinairement, il faut,
avant de procéder à ce pansement, disposer
un petit coussinet de diachylon autour de l'oignon, de manière à placer celui-ci au fond
d'une sorte de cupule qui le protège.

Le *Bulletin de thérapeutique* donne la méthode suivante, que nous avons employée,
deux fois déjà, avec plein succès :

Après avoir pris un bain de pieds, on savonne et on essuie la partie malade. On dissout
l'acide phénique cristallisé en passant le flacon
sur la flamme d'une lampe à alcool (ou au
bain-marie) : puis, avec un poinçon pointu, on
en passe une bonne couche sur toute la surface endurcie de l'oignon, sans dépasser les limites de celui-ci. Au bout de quelques minutes d'évaporation, on recouvre cette surface

d'un morceau d'amadou, ou de papier buvard
mis en double, afin d'absorber l'excédent d'a-
cide carbolique dont la causticité pourrait
attaquer les parties saines, que l'on garantira
au préalable par une couche épaisse de collodion élastique.

Par l'application très simple de cet acide,
que l'on répétera suivant la gravité de la maladie, à divers intervalles de trois ou quatre
jours, on obtiendra la guérison complète de
l'oignon du pied, mais non celle de la déviation de l'orteil, pour laquelle nous espérons
que la chirurgie future trouvera, un jour, des
appareils plus utiles que ceux que nous possé-
dons actuellement.

>=<

TRAITEMENT DES VARICES (Kobert.)

℞ Chlorure de baryum . . . .   1 gr. 50
Eau distillée. . . . . . . :   Q. s.
Lanoline . . . .   15 grammes.
Huile d'amande douce   5   —

Dissoudre le chlorure de baryum dans l'eau
distillée par agitation et ajouter les corps

gras. Frictionner trois fois par jour les veines dilatées.

De plus, prendre chaque jour, à l'intérieur, 3 cuillerées à soupe d'extrait fluide d'*hamamelis virginica*.

Amélioration certaine.

CREVASSES DU SEIN (Monin.)

℞ Glycérine redistillée à 30° . . 40 grammes.
　 Teinture de baume de tolu. . 　 5 —
　 — thébaïque. . . . . . 　 2 —
　 — Salol pur. . . . . . 　 1 —
　 M. S. A.

pour applications 3 fois par jour à l'aide d'un pinceau, puis recouvrir d'ouate.

TRAITEMENT DES ENGELURES (Monin.)

℞ Glycérine pure. . . . . . . 30 grammes.
　 Teinture d'iode. . . . . . ⎫
　 — d'opium. . . . . ⎭ ãã 1 —
　 M.

pour badigeonnages 3 fois par jour. Appliqué au début, ce traitement est abortif et préventif.

AUTRE FORMULE (N. G. de Mussy.)

℞ Vin de quinquina au bordeaux　70　grammes.
　　Alcool camphré . . . . . . 　30　——
　　Teinture d'arnica. . . . . . .10　——
　　Iodure de potassium . . . ⎰
　　Laudanum Sydenham . . ⎱ ââ 4　——
　　　M.

Envelopper le soir les doigts dans de la flanelle imbibée de cette mixture.

ENGELURES ET ECZÉMA CHRONIQUE (Chennevière.)

℞ Eau de laurier-cerise . . . . 100 grammes.
　　Antipyrine . . . : . . . 50　——
　　　M. S. A.

Cette solution concentrée s'applique en lotions et en compresses, et est suivie, paraît-il,
des meilleurs résultats.

GERÇURES OCCASIONNÉES PAR LE FROID

Voici la formule d'un très bon liniment
contre les gerçures occasionnées par le froid
aux mains, au visage, etc.

Oxyde de zinc	3	grammes.
Tanin	3	—
Glycérine	45	—
Teinture de benjoin	6	—
Camphre	3	—

Mélangez bien intimement.

Cette mixture doit être appliquée deux où trois fois par jour sur les gerçures.

TRAITEMENT DE L'ECZÉMA. (Brocq.)

℞ Acide salicylique	de 0 gr. 50	
	à 2 grammes;	
Oxyde de zinc pulv. . . . }	ãã 24	—
Poudre d'amidon . . . }		
Lanoline de	30 à 40 gr.	
Vaseline de	20 à 10 gr.	
Pour 100 grammes;		

Mêlez avec soin pour faire une pâte homogène.

Les pommades au sous-nitrate de bismuth pur ou associé à l'oxyde de zinc donnent parfois de bons résultats.

COLLODION CONTRE LES ENGELURES (Billroth.)

℞ Collodion . . . . 40 grammes.
   Iode cristallisé   1   —

Faites dissoudre.

Badigeonner les parties affectées une fois par jour.

GLYCÉROLÉ CONTRE L'ECZÉMA (Vidal).

℞ Glycérolé d'amidon. . . . . 30 grammes.
   Tanin . . . . | ââ 1 —
   Calomel. . . . . |
      M.

En application, matin et soir, dans les cas d'eczéma sec donnant lieu à de vives démangeaisons.

ECZÉMA CHRONIQUE (Schmitz.)

℞ Glycérine pure . . . . . . 120 grammes.
   Résorcine.   15   —
    M. S. A.

à appliquer matin et soir à l'aide d'une barbe de plume.

POMMADE CONTRE LE PITYRIASIS VERSICOLOR (Besnier.)

℞ Acide salicylique. . . . . . 3 grammes.
Soufre précipité . . . . . . 15 —
Lanoline. . . . . } ââ 50 —
Vaseline. . . . . }
     M. S. A.

Une friction chaque soir ; un lavage le matin ; la guérison est assurée au bout de huit
jours.

>◦<

SAVON CAMPHRÉ (Derby.)

℞ Pâte d'amandes amères . . . 60 grammes.
Teinture de benjoin saturée. 40 —
Camphre pulvérisé . . . . 8 —
Savon blanc de Marseille . . 500 —
     M.

Faire fondre au bain-marie, passer et couler
dans des moules.

(Savon recommandé aux nerveux, rhumati-
sants et herpétiques.)

>◦<

ECZÉMA DE L'AGE CRITIQUE (J. Chéron.)

1° Prendre dans l'eau rougie, à chaque repas,
une cuillerée à café de la solution :

℞ Arséniate de soude . . . . o gr. 05.
Eau distillée . . . . , 150 grammes.

2° Prendre, deux fois par semaine, le purgatif suivant :

℞ Citrate de magnésie. . . . 35 à 40 gr.
Sirop de groseille . . . . . . 20 grammes.
Aqua fontis. . . . . 350 —

A prendre en deux fois à quinze minutes d'intervalle. Bouillon aux herbes ou thé léger
après la première selle.

3° Appliquer tous les soirs, très légèrement,
sur l'éruption, la pommade suivante :

℞ Précipité blanc . . . . 1 gramme.
Vaseline. . . . . 20 —
Essence de roses . . . . . 2 gouttes.

4° Tous les huit ou dix jours, faire pratiquer
une injection sous-cutanée de nitrate de pilocarpine, d'après la formule suivante :

℞ Nitrate de pilocarpine . . . o gr. 10
Eau distillée . . . . 5 grammes.

Faire une injection sous-cutanée de 6 à
10 gouttes.

L'emploi de ce dernier moyen est contre-indiqué s'il existe une maladie de cœur ou des gros vaisseaux.

❧

SOLUTION CONTRE L'ECZÉMA DES PAUPIÈRES (Lailler.)

℞ Eau de laurier-cerise. . . . 20 grammes.
Glycérine . . . . 5 —
Acide acétique cristallisé . . 0 gr. 20
M. S. A.

Badigeonnages quotidiens avec un pinceau un peu dur.

❧

PRÉVENTION DE L'ÉRYTHÈME SOLAIRE.

Widmack et Hammer ayant démontré que cette affection, fréquente sur la peau du visage et des mains pendant l'été, est due à l'action des rayons violets et ultra-violets du spectre solaire, le Dr Monin recommande l'emploi, comme cosmétique préventif pour les peaux délicates, d'une solution de chlorhydrate de quinine à 2 p. 100 dans de la glycérine. C'est une composition fluorescente qui rend les rayons incriminés fort peu réfrangibles.

❧

IMPÉTIGO DE LA FACE (E. Besnier.)

Faire tomber les croûtes et appliquer des compresses d'eau boriquée au 1/10 sous forme de masque : on met trois ou quatre compresses l'une sur l'autre et par-dessus une toile fine de caoutchouc. On renouvelle le pansement toutes les heures.

Au bout de quarante-huit heures, on recouvre les surfaces sécrétantes d'un carré d'emplâtre agglutinatif, le Vigo, par exemple. La génération de nouvelles pustules cesse rapidement.

Le docteur Saerbs recommande l'essence de térébenthine en application contre l'impétigo du cuir chevelu et des autres régions couvertes de poils. Il faut étendre le médicament par une friction énergique avec les doigts, sur la peau, à la naissance des cheveux. Cinq minutes environ après cette friction, on nettoie la région frictionnée avec du savon phéniqué, puis on la lave avec de l'eau chaude. Ce traitement doit être accompli deux ou trois fois

par jour ; il produit un léger prurit, mais il
n'est pas douloureux.

Voir, pour d'autres traitements, mon *Formulaire de médecine pratique*, et surtout mon
Hygiène et traitement des maladies de la peau.

❧

CRÈME BOROGLYCÉRINÉE

Faire dissoudre une partie d'acide borique
dans 24 de glycérine, ajouter à ce mélange
5 parties de lanoline anhydre et 70 parties de
vaseline, colorer et parfumer s'il y a lieu.

Bonne préparation contre les gerçures des
lèvres, les crevasses.

❧

POINTS NOIRS ET POILS FOLLETS (Unna).

Lanoline . . . . ⎫	
Onguent simple . . . . . ⎬	
Chlorure de cal- . . . . . ⎬ ââ 10 grammes.	
cium liquide. . . . . . ⎬	
Eau oxygénée . . . . . . ⎭	
Soufre précipité	4 grammes.

Mêlez. — Contre l'acné.

:Dans, cette dernière formule, l'eau oxygénée est destinée à faire disparaître, *en les décolorant*, les vilains points noirs (comedons) sur la face des acnéiques.

℞ Eau oxygénée. . . . . . . 20 à 40 gr.
  Vaseline . . . . 20 —
  Lanoline . . . . 10 —

Mêlez. — Usage externe.

Cette même pommade pourra servir à rendre moins apparentes (en les décolorant aussi) les petites touffes de poils follets sur le visage des dames.

><

VERNIS CUTANÉS (Paschkis.)

I. Amidon. . . . . 27 grammes.
   Savon neutre   5   —
   Eau distillée. 10   —
   Acéto-tartrate d'aluminium . . 5   —
   Albumine d'œuf. . . . . . . N° 1   —
II. Amidon . . . .   36 grammes.
    Savon neutre   5   —
    Eau distillée. 18   —
    Acéto-tartrate d'aluminium . . 2   —
    Soufre (ou essence de petit houx) 5   —
    Albumine d'œuf. . . . . . . N° 1   —

M. S. — Les vernis sèchent en 2 à 3 minutes; l'enduit qu'ils forment est transparent.

CONTRE LA TRANSPIRATION DES MAINS (Edgerly.)

℞ Eau de Cologne . . . . 90 grammes.
   Teinture de belladone. . . . 15 —
        M. S. A.

Se frotter les mains 2 ou 3 fois par jour avec une demi-cuillerée de cette mixture. Guérison rapide.

DÉMANGEAISONS DES MAINS (Monin.)

℞ Lait d'amandes . . . . 500 grammes.
   Hydrate de chloral. . . . . 4 —
   Teinture de coquelicots. . . 5 —
        M. S. A.

CONTRE LA PEAU DITE « DE GRENOUILLE »
(Monin.)

Se frictionner tous les soirs avec :

℞ Alcoolé de romarin . . . . . 100 grammes.
   Glycérine . . . . 10 —
   Naphtol. . . . . 5 —
   Essence de verveine. . . . . 1 —
        M. S. A. — Poudrer d'amidon.

CONTRE LES GERÇURES ET LA RUDESSE DE LA PEAU
(Vigier.)

℞ Eau de roses. . . . . 100 grammes.
Glycérine neutre à 30°. . . 20 — -
Tanin . . . . 50 centigr.
    M.

Se frotter les mains matin et soir avec quelques gouttes de ce fluide. On peut aussi l'appliquer au visage et aux lèvres.

(BAELZ.)

℞ Potasse caustique . . . . . . 0 gr. 05
Glycérine. . . . . ⎱ ââ 20 grammes.
Alcool.. . . . . ⎰
Eau distillée. . . . . . . 60 —

M. S. — Après avoir pris préalablement un bain de mains chaud, on frictionne les mains avec cette mixture une fois toutes les vingt-quatre heures. — Guérison en deux ou trois jours.

LINIMENT CONTRE LES TANNES (Kaposi.)

Savon vert. . . . . 50 grammes.
Alcool à 90°. . . . . 100 —

Dissolvez à une douce chaleur et ajoutez quelques gouttes d'essence de lavande et de bergamote.

Après avoir lavé la peau avec de l'eau un peu chaude, on la frictionne plus ou moins énergiquement avec une serviette-éponge imbibée de ce liniment, puis on procède à l'expulsion des tannes, soit en les exprimant à l'aide de l'ongle des deux pouces, soit en les comprimant avec l'extrémité d'une clef de montre. — Après chaque séance, on enduit la peau avec un corps gras neutre, comme l'huile d'amandes douces, ou avec la vaseline, le glycéré d'amidon.

❧

TRAITEMENT DES ENGELURES

1° Baigner les mains matin et soir dans de la décoction de feuilles de noyer ;

2° Frictionner ensuite à l'alcool camphré ;

3° Poudrer avec le mélange suivant :

Salicylate de bismuth . . . . 10 grammes.
Amidon. . . . . 90 —

4° Le soir, avant de mettre cette poudre, on peut frictionner avec :

Glycérine	} ââ 50 grammes.
Eau de roses.	
Tanin.	1 —

5° Si les engelures sont ulcérées, les envelopper de feuilles de noyer ramollies dans l'eau chaude.

6° Enfin, comme préparation interne contre les engelures persistantes, M. Brocq emploie des pilules de quinine, ergotine et digitale à très petites doses et longtemps prolongées. On peut ajouter encore la belladone à dose presque infinitésimale, et, sans qu'on sache pourquoi, on a retiré de bons résultats de ces pilules :

℞ Sulfate de quinine.	1 gramme.
Extrait aqueux d'ergot de seigle.	o gr. 50
Poudre de digitale.	o — 10
Poudre de racine de belladone. .	o — o5

Pour 40 pilules. Prendre trois pilules par jour pendant un mois ou six semaines.

DARTRES LÉGÈRES DU VISAGE (Rayer.)

℞ Axonge très fraîche . . . . . 20 grammes.
Précipité blanc . . . . 1 —
M.

pour onctions douces, matin et soir. (Dans l'eczéma sec, et dans les éruptions fendillées des lèvres ou de la région nasale, consécutives au froid ou à l'irritation d'un coryza, par exemple.)

><

LOTION CONTRE LES CLIGNEMENTS DES YEUX CHEZ LES MYOPES (Macario.)

℞ Eau de fontaine . . . . 200 grammes.
Sel de cuisine . . . . 40 —
Cognac . . . . 25 —
M. S. A.

pour bassiner fréquemment les yeux.

Porter des verres appropriés.

><

ÉLECTROLYSE PILAIRE CONTRE LES NŒVI (Smester.)

Lorsque les nœvi sont constitués par de simples taches pigmentaires, l'opération de l'épilation a pour résultat, non seulement la

disparition des poils, mais aussi la décoloration
de la tache qui pâlit de plus en plus et sa coloration de la peau avoisinante.

De plus, on peut, au lieu de faire la destruction poil par poil, enfoncer l'aiguille sous
un groupe de poils au niveau des bulbes ; et
et l'on détruit ainsi en une seule fois tous les
poils sous lesquels l'aiguille a passé.

Quand les nœvi sont verruqueux ou lipo-
mateux, on procède comme précédemment,
en enfonçant l'aiguille dans un plus ou moins
grand nombre de bulbes pileux. On détruit
les poils, et en même temps on atrophie les
verrues ou le lipome, qui guérissent.

ECZÉMA CILIAIRE (Hébra.)

℞ Emplâtre de plomb . . . . ⎱
   Huile de ricin. . . . . . . ⎰ ââ 10 grammes.
   Baume du Pérou   1   —
            M.

pour onctions matin et soir le long du bord
libre des paupières.

(Je conseille également de laver fréquem-

ment les yeux avec une solution d'acide benzoïque au centième. 1 gramme p. 100 d'eau de
plantain. Dr E. M.)

➤◄

RÉTRACTIONS CICATRICIELLES DE LA PEAU
(A. C. Post.)

L'auteur vante l'emploi du sous-nitrate de
bismuth contre les brûlures de la peau et la
rétraction cicatricielle consécutive. Dans ce
dernier cas, il divise la bride cicatricielle, et
remplit la solution de continuité d'une assez
grande quantité de bismuth.

➤◄

LANOLINE-BOROGLYCÉRINÉE POUR LA TOILETTE

♃ Lanoline anhydre.	350	grammes.
Huile d'olives	130	—
Acide borique	20	—
Glycérine	100	—
Eau distillée	50	—
F. S. A.		

➤◄

SAVON ANTISEPTIQUE (Hélot.)

Crème de savon de parfumeurs.   90 grammes.
Acide borique.   15   —
     (Incorporez mécaniquement.)

EAU POUR LE VISAGE (P. Vigier.)

℞ Eau de roses. . . . .   100 grammes.
   Acide borique   1   —
   Essence de miel d'Angleterre.   5 gouttes.
     M.

Mouiller soir et matin le visage avec cette lotion.

ROUGEURS ACNÉIQUES DU VISAGE (Hillairet.)

℞ Eau distillée de roses . . . .   250 grammes.
   Alcool camphré.   30   —
   Soufre précipité.   20   —
   Gomme Sénégal pulvérisée. .   8   —
     M.

pour lotions trois fois par jour avec une petite éponge. Laisser le plus longtemps possible la poudre jaune qui se dépose sur le visage.

Contre les rougeurs du visage, je conseille

souvent les lavages avec l'infusion chaude de pimprenelle (45 gr. pour un litre d'eau).

≫⊰

ECZÉMA FACIAL (Cazenave.)

℞ Eau distillée de tilleul . . . . 300 grammes.
Acide nitrique. . . . . . } ââ 20 —
— chlorhydrique . : . }
M. (pour lotions analogues).

A l'intérieur, tisanes amères, bains alcalins et de vapeurs, eaux minérales naturelles arsenicales — régime doux.

≫⊰

COUPEROSE FACIALE (Leroy.)

℞ Soufre précipité. . . . . .)
Glycérine purifiée. . . . .)
Craie précipitée. . : . . . } ââ 8 grammes.
Eau de laurier-cerise. . . .)
Alcool rectifié . . . . .)
M. S. A.

Laver tous les soirs la face à l'eau de son tiède, puis frictionner avec cette mixture, et recouvrir d'un masque de gutta-percha lami-

17

née. (Régime végétal ; suc d'herbes, eaux alcalines.)

>•<

REMÈDE ABORTIF DE L'ORGELET

Certaines personnes, notamment celles qui ont de belles et larges paupières, sont sujettes à des orgelets à répétition, qui menacent toujours la beauté, font tomber les cils et déforment les bords palpébraux. Nous leur conseillons, soir et matin, de laver les paupières avec de l'eau distillée de plantain additionnée de bicarbonate de soude et de quelques gouttes d'eau de Cologne. Dès que l'irritation d'un follicule palpébral se manifestera, on prendra, toutes les deux heures, sur du sucre, une goutte de teinture de belladone, et l'on fera des lotions d'eau de sureau chaude sur les paupières. (D' E. M.)

>•<

COUPEROSE FACIALE

Les préparations à base de sulfure de potasse sont ordinairement très efficaces au dé-

but de cette affection. Elles n'ont que l'inconvénient de leur odeur. Or, Pierre Vigier a
trouvé que la formule

Sulfure de potasse . . . . . 1 gramme.
Teinture de benjoin. . . . . 1 —
Eau distillée. . . . . 100 —

dégage un parfum se rapprochant beaucoup
de la fleur d'acacia.

Le préparateur devra avoir soin de passer
ce mélange à travers un linge, afin de ne pas
laisser des fragments de résine de benjoin
dans le liquide.

Si, dans cette formule, on remplace 50 gr.
d'eau distillée par autant d'eau de roses, on
obtient un autre parfum, qui, comme agré-
ment, ne le cède en rien au précédent.

PRÉVENTION DES PIQURES DE MOUSTIQUES AUX MAINS ET AU VISAGE

Laver les parties découvertes avec l'infusion
concentrée de quassia amara.

DARTRES FARINEUSES DU VISAGE (Monin.)

℞ Cold-cream . . . . 30 grammes.
Bicarbonate de soude . . . . 2 —
Térébenthine de Chio. . . . 3 —
Teinture de vanille . . . . . . ââ 2 —
— d'ambre. . . . . .
M. S. A.

pour onctions trois fois par jour.

TERNEUR TERREUSE DU TEINT (Monin.)

℞ Lait d'amandes . . . . 300 grammes.
Naphtaline . . . . 10 —
Nitrobenzine . . . . 2 —
M. S. A.

Ce mélange constitue un lait virginal plus efficace contre les imperfections épidermiques, éphélides, etc., que ne le sont ses congénères.

ÉRYTHÈME SOLAIRE (Vidal.)

Faire le jour des lotions vinaigrées et appliquer, la nuit, des cataplasmes d'amidon froid arrosés d'eau blanche ou d'une solution de chloral alcoolisée.

ÉPAISSISSEMENT DE L'ÉPIDERME (Thin.)

On guérit cette affection par l'emplâtre sa-
licylé à la gutta-percha.

✦

ECZÉMA FACIAL (Lassar.)

℞ Vaseline blanche . . . . .   50 grammes.
Oxyde de zinc . . . . . } ââ 25   —
Amidon de blé pulvérisé . }
Acide salicylique.   2   —
        M.

Matin et soir, onctions avec cette pommade,
qui adhère intimement et ne peut être essuyée
pendant le sommeil.

✦

ANTÉPHÉLIQUE TRÈS ACTIF

℞ Sublimé corrosif. . . . .   0 gr. 50
Camphre. . . . .   0. — 60
Sulfate de zinc . . . .   2 — 50
Alcool. . . . .   7 —
Sous-acétate de plomb liquide. .   2 — 05
Eau distillée . . . . 250 —
Jaune d'œuf . . . . n° 1

Humecter la peau du visage avec ce mélange
et laisser sécher (le soir en se couchant).

Voici encore un procédé publié par Van
Hoorn d'Amsterdam : procédé fort énergique,
puisqu'il consiste à détruire les couches superficielles des téguments pigmentés, de façon à
obtenir une cicatrice qui ne serait plus colorée,
paraît-il. La méthode que recommande l'auteur est la suivante.

Plusieurs fois par jour, frictionner la surface
cutanée pigmentée avec une pommade composée de :

Résorcine	40	grammes.
Oxyde de zinc.	10	—
Silice pure et anhydre. . . .	2	—
Axonge.	20	—
Huile d'olive. ;	8	—

Au bout de trois à quatre jours, la peau se
parchemine et se gerce. On applique alors le
pansement suivant :

Gélatine blanche	4	grammes.
Oxyde de zinc.	3	—
Glycérine à 30° pure	5	—
Eau distillée	8	—

Cette colle gélatineuse doit être appliquée
chaude et recouverte ensuite d'une petite
quantité d'ouate.

En peu de jours, l'ancienne couche d'épiderme se détache de la nouvelle et peut être enlevée facilement avec le pansement ; si on a soin de la détacher en se servant de ciseaux, on peut répéter plusieurs fois cette petite opération.

❧

TACHES PIGMENTAIRES, MASQUE DE LA GROSSESSE, ETC. (Monin.)

℞ Kaolin. . . . . 4 grammes.
   Lanoline. . . . . 10 —
   Glycérine. . . . . 4 —
   Carbonate de magnésie. . ⎰ āā 2 —
   Oxyde de zinc. . . . . . ⎱
         M. S. A.

en applications sur le visage, et laisser sécher.

❧

DÉMANGEAISONS DU VISAGE (Monin.)

℞ Eau tiède. . . . . 300 grammes.
   Bromure potassique . . . . 5 —
   Hydrate de chloral. . . . . 1 —
         M. S. A.

pour laver le visage ; au moment de la puberté, des époques menstruelles, et surtout de

l'âge critique, ces lotions dissipent le prurit du
visage et diminuent les bouffées de chaleur
faciales.

✥

PATE CONTRE LES TACHES DE ROUSSEUR (Unna.)

℞ Eau distillée. . . . . . . } ââ 10 grammes.
   Dextrine. . . . . }
   Glycérine   15   —
   Oxyde de zinc   10   —
   Oxychlorate de bismuth. .   2   —
   Sublimé. . . . .   30 centigr.
      M.

faire cuire jusqu'à consistance de pâte. Appliquer chaque soir sur les éphélides.

✥

CONTRE LES POINTS NOIRS DE LA PEAU (Hébra.)

Éviter les pommades. Faire chaque matin
des lotions avec :

℞ Eau de roses. . . . . . .)
   Alcool. . . . . } ââ 10 grammes.
   Glycérine. . . . .)
   Borax.   5   —
      M.

puis frictionner avec :

℞ Alcool rectifié . . . . 80 grammes.
Alcoolé de lavande . . . . . 10 —
Savon noir. . . . . 40 —
M.

❧

PIQURES D'INSECTES, MOUSTIQUES, ETC.

℞ Poudre d'ipéca. . . . . . . ⎫
Alcool . . . . ⎬ ââ 15 grammes.
Ether sulfurique. . . . . ⎭

Applications sur les parties malades.

❧

TOPIQUE CONTRE LES PIQURES D'INSECTES

Liqueur ammoniacale caustique. 3 grammes.
Collodion . . . . 1 —
Acide salicylique . . . . 10 centigr.

Mettre une goutte de la solution sur chaque piqûre.

❧

TRAITEMENT PRÉVENTIF DES RIDES

Chez les personnes maigres, je conseille avec succès les pulvérisations tièdes, tous les soirs, sur le visage, pendant 5 minutes, avec un mélange d'infusion de grande consoude et de glycérine, par parties égales (on revêt, pour cela, un grand col en toile cirée). Après la pulvérisation, onctions douces au moyen de la composition suivante :

℞ Huile de ricin. . . . . 30 grammes.
  Cire blanche . . . . . . ⎫
  Paraffine . . . . ⎬ ââ 5 —
  Sperma·ceti. . . . . . . ⎭
  Acide salicylique . . . . . 2 —
  Essence d'amandes amères. 15 gouttes.
      M. S. A.

pour applications chaque soir (Monin).

CONTRE LES TACHES DE ROUSSEUR (Monin.)

℞ Lait virginal. . . . . 100 grammes.
  Glycérine pure. . . . . . . 60 —
  Acide chlorhydrique méd. . 10 —
  Chlorhydrate d'ammoniaque. 8 —
      M. S. A.

Toucher matin et soir les taches avec un pinceau à aquarelle imbibé de cette mixture. Elle s'applique également aux pigmentations anomales des mains.

VELOUTINE POUR VISAGES DÉLICATS (Monin.)

℞ Poudre de talc de Venise. ⎫
—   de lycopode . . . ⎬ ââ 20 grammes.
—   de tanin (procédé ⎫
          Pelouze). . . . ⎬ ââ 10   —
Acide borique porphyrisé. ⎭
Essence de patchouly . . . Q. S. pour parf.
          M.

A appliquer à la houppe sur les visages
sujets aux efflorescences, érythèmes ou offrant
tendance à l'épiderme parcheminé, etc. Oindre
préalablement, avec la glycérine redistillée
très pure, les parties à poudrer.

ACNÉ CONFLUENTE (Monin.)

1° Matin et soir, onction avec la mixture
suivante :

℞ Glycérine . . . . 40 grammes.
Oxyde de zinc   5   —
Teinture de savon. 10   —
Alun de potasse.   2   —
          M. S. A.

2° Tous les deux jours, prendre, le matin à

jeûn, une cuillerée à soupe du mélange suivant :

℞ Huile de ricin . . . . . } ââ parties égales.
Glycérine très pure . . . }
M.

❧

ECZÉMA PITUITAIRE (Monin.)

℞ Eau distillée de mélilot. . . 200 grammes.
Glycérine très pure. . . . . 40 —
Sulfate de cuivre. . . . . . 3 —
Essence d'amandes amères. . 10 gouttes.
M. S. A.

Introduire, matin et soir, dans la narine
malade, un bourdonnet d'ouate hydrophile
boriquée imbibée de cette mixture, et le maintenir pendant 10 minutes environ. La guérison
s'opère en trois ou quatre jours.

❧

TOPIQUE CONTRE LA COUPEROSE (Monin.)

℞ Baume du Pérou . . . . . 40 grammes.
Iodoforme. . . . . 2 —
Huile de bouleau . . . . } ââ 1 —
Extrait de ratanhia. . . . }
Essence de géranium. . . . . 10 gouttes.
M. S. A.

En badigeonnages matin et soir, et recouvrir de gaze glycérinée.

><

POMMADE POUR LES ENGELURES CHEZ LES SCROFULEUX
(Iscovesco.)

℞ Iodoforme. . . . . 50 centigr.
Naphtol β. . . . . 50 —
Vaseline. . . . . 40 grammes.
          M. S. A.

><

TRAITEMENT DES ENGELURES REBELLES (Monin.)

℞ Vaseline camphrée. . . . . . 45 grammes.
Borate de soude . . . . . . 5 —
Bichromate de potasse. . . . 1 —
Huile de bouleau. . . . . . . 20 gouttes.
Essence d'aspic. . . . . . . 20 —
          M. S. A.

En onctions 3 fois par jour, puis recouvrir de gants de fil préalablement lavés à l'eau chaude.

><

POMMADE CONTRE L'ACNÉ PUNCTATA (Monin.)

℞ Cérat de Galien . . . . 40 grammes.
Ammoniaque liquide . . . . 4 —

Essence de reine-des-prés . .   2 grammes.
Vinaigre rosat.   1   —
        M. S. A. pour frictionner soir et matin.

Eviter les ablutions trop fréquentes et
surtout les lotions savonneuses ; éviter l'usage
des poudres de riz et des fards dont on ne
connaît pas notoirement la composition inoffensive ; veiller sur l'accomplissement régulier
des fonctions digestives et autres, si fréquemment troublées dans le beau sexe.

KÉRATOSE PILAIRE (Monin.)

℞ Huile de foie de morue . . 250 grammes.
  Résorcine.   15   —
  Salol.   5   —
  Teinture de quillaya . . . q. s. pour émuls.
  Essence de winter-green. . q. s. pour parfum.
        M. S. A.

En onctions, 3 fois par jour, avec un tam-
pon d'ouate hydrophile.

TRAITEMENT ABORTIF DES CLOUS (Monin.)

Badigeonner fréquemment le furoncle avec parties égales de

Teinture d'iode. . . . . . ⎫
— d'arnica. . . . . ⎬ ââ
Alcool camphré. . . . . . ⎭
M.

A l'intérieur, boire de l'eau de goudron.

❧

TRAITEMENT ABORTIF DU FURONCLE (Heitzmann.)

℞ Emplâtre diachylum. . . . . 4 parties.
— de savon. . . . . . 2 —
Acide salicylique. . . . . . 2 —
M. S. A.

A appliquer sur la petite tumeur au début. Résultats constamment favorables, dit l'auteur.

❧

TRAITEMENT DE L'ANTHRAX (Monin.)

Appliquer trois fois par jour un cataplasme d'amidon, bouilli dans une décoction concentrée de fleurs d'arnica. Saupoudrer chaque

cataplasme avec de l'acide borique finement
pulvérisé. Le furoncle et l'anthrax s'atrophient
en quelques jours sous l'action de ce traitement topique très efficace.

Dans le cas de furonculose confluente,
donner chaque matin une cuillerée de :

℞ Glycérine pure à 30°. . . . 250 grammes.
Acide phénique crist. . . . . 4 —
Essence de badiane. . . . . 20 gouttes.
- M. S. A.

dans de l'infusion de pensées sauvages. On
peut aussi prescrire les pilules suivantes
(Monin) :

℞ Soufre lavé pulvérisé . . . . } ââ 0.10
Goudron de Norvège . . . . }
Aloès 0.05

Pour une pilule à prendre en se couchant.

❧

TACHES PIGMENTAIRES

Mauriac les recouvre d'un linge fin imbibé
de la solution suivante :

℞ Eau distillée. . . . . 100 grammes.

Eau de Cologne . . . . . . 40 grammes.
Teinture d'eucalyptus. . . . 6 —
Chlorhydrate d'ammoniaque. 60 centigr.
Sublimé corrosif. . . . . . 20 —
M.

On peut essayer aussi l'eau oxygénée ou bien la :

MIXTURE DE UNNA

℞ Lanoline . . . . ⎫
Onguent simple . . . . . ⎪
Chlorure de calcium liquide. ⎬ ââ 10 grammes
Eau oxygénée . . . . . . ⎪
Soufre précipité. . . . . . ⎭ 4 —

Mêlez. Pour onctions contre l'acné. — L'eau oxygénée est destinée à décolorer les points noirs ou comédons, qui se remarquent sur le visage des personnes sujettes à l'acné.

Frictionner, matin et soir, avec un mélange, à parties égales, d'eau chaude, d'eau de Cologne et de salicylate de soude, et faire suivre cette friction d'un badigeonnage à l'eau-de-vie de lavande bien pure : cette ordonnance me suffit généralement pour guérir les points noirs. (Dʳ E. Monin.)

CONTRE LE MASQUE DE LA GROSSESSE (Monin.)

℞ Beurre de cacao . . . . . ⎱ ââ 10 grammes.
   Huile de ricin . . . . . . ⎰
   Oxyde de zinc. . . . . .   20 centigr.
   Précipité blanc.   10   —
   Essence de roses. . . . .   10 gouttes.
        M. (Pour onctions matin et soir.)

TRAITEMENT DES TACHES PIGMENTAIRES (Unna.)

On lave la peau à l'alcool et l'on applique sur les taches de petites plaques d'*emplâtre au précipité blanc*, que l'on garde toute la nuit.

Pendant le jour, on applique avec un pinceau la mixture suivante, que l'on laisse sécher :

℞ Amidon de riz . . . . . ⎱ ââ 2 grammes.
   Oxyde de bismuth. . . . ⎰
   Craie préparée   4   —
   Onguent de glycérine . . .   10   —
   Eau de roses. . . . . . .   90 gouttes
        M. S. A.

Quand les taches sont très rebelles, on peut employer aussi le remède énergique d'Hébra, consistant en applications de collodion élastique renfermant 1 p. 100 de sublimé.

ECZÉMA SÉNILE (Monin).

℞ Cold-cream . . . . 35 grammes.
Ichtyol. . . . . 4 —
Menthol. . . . . 1 —
Ergotine . . . . 8 —
M.

En onctions 3 fois par jour.

❦

CICATRICES DE VARIOLE (Monin.)

Douze à dix-huit mois après la maladie, on peut encore les atténuer par les topiques salicylés et autres, l'onguent citrin, l'emplâtre au calomel, le massage et les courants continus.

Si ces moyens échouent, il ne reste plus que le *raclage* par la méthode de Volkmann, préconisée par Hebra.

❦

BAIN POUR RAFFERMIR LES CHAIRS

℞ Vinaigre fort. . . . . . ⎫
Teinture de benjoin . . . ⎬ ââ 200 grammes.
— de roses rouges. ⎭
M. S. A.

pour verser dans l'eau d'un bain.

POUDRE POUR LES SEINS (Monin.)

℞ Farine de riz . . . . ⎫ ââ 100 gram.
— de marrons d'Inde. . ⎭
Poudre d'amandes amères. . ⎫ ââ 50 —
— d'iris . . . . ⎭
Magnésie calcinée . . . . . .   10 —
Essence de bois de Rhodes . .   5 —
M.

(Cosmétique efficace pour la beauté *tégu-
mentaire* des seins)

PATES D'AMANDES POUR LES MAINS (Cazenave.)

℞ Amandes douces et amères
pilées. . . . . 250 grammes.
Jus de citron. . . . . 60 —
Lait . . . . 30 —
Huile d'amandes douces. . . 90 —
Eau-de-vie à 20°. . . . . . 180 —
M.

CONTRE LA MOITEUR DES MAINS (Scott.)

℞ Borate de soude. . . . . ⎫ ââ 7 gr. 50 c.
Acide salicylique . . . . ⎭
Acide borique . . . . . .   2 grammes.
Glycérine . . . . ⎫ ââ 30 —
Alcool. . . . . ⎭

Mêlez. — 3 fois par jour, frictionner les mains avec ce liquide.

✥

FORMULES DE FARDS (Izard.)

℞ Sous-chlorure de bismuth . . 100 grammes.
　Talc de Venise pulvérisé . . 60 —
　Axonge. . . . . 60 —
　Blanc de baleine. . . . . . 20 —
　Glycérine très pure. . . . . 40 —
　　　F. S. A. (fard blanc solide).

℞ Eau de roses. . . . . 500 grammes.
　Sous-chlorure de bismuth. . . 100 —
　Glycérine pure. . . . . . . 100 —
　　　M. S. A. (fard liquide).

Triturez et mélangez longtemps.

Conservez dans des flacons hermétiquement bouchés, et agitez avant l'usage.

✥

VELOUTINE

℞ Amidon de blé. . . . . . . 500 grammes.
　Poudre de lycopode. . . . . 100 —
　Sous-chlorure de bismuth . . 100 —
　Essence de géranium . . . . 4 —
　— de Santal . . . . 6 —
　　　F. S. A.

POUDRE DIAPHANE DITE « de Sarah Bernhardt »

℞ Talc de Venise. . . . . 2 grammes.
Fleur de riz. . . . . 2 —
Blanc de zinc . . . . 1 —

Mêlez et parfumez avec le mélange d'es-sences de bergamote, d'ylang-ylang, de néroli et eau de Cologne.

La poudre rose est teintée avec une solution ammoniacale de carmin et parfumée avec un mélange d'essence de bergamote, de rose, de cannelle, de musc et d'extrait de rose blanche.

La poudre jaunâtre est teintée avec un peu de jaune de chrome, ou mieux avec un mélange d'ocre jaune et une trace de carmin.

❧❧

POMMADE ASTRINGENTE (POUR LES MUQUEUSES) (Monin.)

℞ Vaseline blanche. . . . . . . 30 grammes.
Extrait de ratanhia . . . . . 4 —
Teint. de roses de Provins . | ââ 2 —
Teinture de vanille. . . . |
   — de capsicum . . . 50 centigr.
M. S. A.

On peut alterner cette préparation avec les lavages de macération de quinquina gris ou d'écorçe de *barbatimao* (*corticem virginitatis, eam Peruvianæ appellant*).

⋇

TRAITEMENT DES VERRUES

Appliquer chaque jour deux fois et maintenir le plus possible en contact, un morceau de papier brouillard enduit de savon noir. La verrue disparaîtra peu à peu par le grattage.

Ce traitement, très ancien, est également applicable aux cors aux pieds.

⋇

DESTRUCTION DES VERRUES (Esmarch.)

℞ Acide arsénieux . . . . . ⎫ ââ 1 gramme.
Sulfate de morphine . . . ⎬
Calomel . . . . 8 —
Gomme arabique pulvérisée . 48 —
M.

Chaque jour on projettera un peu de cette poudre sur la surface à cautériser, qu'on aura préalablement dépouillée de son épiderme.

Un autre escharotique efficace et indolore est celui de Latour :

℞ Chlorure de zinc. . . . . . . 5o grammes.
Nitrate de zinc . . . . 100 —
Eau . . . . 8o —

faites dissoudre à chaud.

Quand le mélange refroidit, ajoutez 75 par_ties de farine de froment pour 100 parties du mélange, et faites une pâte, qu'on appliquera sur la surface à cautériser.

❧

VERRUES, CORS, ÉPAISSISSEMENT DE L'ÉPIDERME (Barbier.)

℞ Acide acétique. . . . . . } āā.
Teinture d'iode . . . . . }

Une goutte matin et soir use, couche par couche, toute production épidermique.

❧

TRAITEMENT TOPIQUE DES FURONCLES ET DES PETITS PHLEGMONS (Monin.)

℞ Vaseline. . . . . 20 grammes.
Extrait d'arnica. . . . . . 1 —
Acide borique . . . . . . 3 grammes.
Teinture de tolu . . . . . 20 gouttes.
   M. pour applications.

TOPIQUE CONTRE LES CORS (Pierre Vigier.)

℞ Acide salicylique. . . . . .   1 gramme.
Extrait de cannabis indica . .   50 centigr.
Alcool à 90°. . . . .   1 gramme.
Ether à 62° . . . .   2 gr. 50.
Collodion élastique . . . .   5 grammes.
M. dans un flacon bien bouché.

Tous les deux jours, durant une semaine, badigeonner l'excroissance cornée, à l'aide d'un petit pinceau trempé dans cette mixture.

Bientôt, le cor s'enlève aisément sous la pression du doigt, ou à la suite d'un bain de pieds. Ainsi on peut dire aujourd'hui, avec je ne sais plus quel écrivain tintamarresque : qu'il vaut mieux avoir de grands cors aux pieds que de grands pieds *au corps !*

✷✷

TRAITEMENT DES LOUPES

On extirpe les loupes, de même que toutes les tumeurs qui menacent la beauté, par diverses méthodes (bistouri, caustiques, etc.). Mais on peut guérir les loupes sans opération, en injectant, selon la méthode de Vidal, huit

à dix gouttes d'éther dans leur cavité, tous les
deux jours (à l'aide d'une seringue de Pravaz),
jusqu'à disparition de la tumeur. Pas de cicatrice.

Chez les sujets pusillanimes, le Dr Carreaux
préconise le traitement suivant :

Trois frictions par jour avec un mélange de
parties égales d'essence de térébenthine et
d'acide chlorhydrique, jusqu'à ce que le malade éprouve une cuisson vive. Dans l'intervalle, on appliquera, sur toute la surface de la
tumeur, un emplâtre de ciguë et de Vigo, parties égales, que l'on gardera nuit et jour.
Chaque fois que l'on retirera l'emplâtre pour
pratiquer une friction, on aura soin d'essuyer
la peau à sec, afin que le mélange irritant pro-
duise son effet *maximum*. On continuera les
frictions jusqu'à l'apparition des symptômes
inflammatoires, qui se montrent ordinairement au bout de huit à dix jours. On les ces-
sera alors pour continuer · l'application de
l'emplâtre jusqu'à guérison.

AMPOULES DUES A L'ALPINISME ET A LA MARCHE.

℞ Savon . . . . 50 grammes.
   Suif . . . . 50 —
   Alcool camphré . . . . 25 —
   Vinaigre . . . . 25 —

M. S. A.

＊＊

GELÉE DE GLYCÉRINE POUR LES MAINS.

I. — Gomme adragante . . . . . . 3 gr. 60.
     Glycérine . . . . 60 grammes.
     Eau . . . . 120 —
     Extrait de roses . . . . . . 6 gouttes.

II. — Gélatine . . . . 7 gr. 75.
      Glucose . . . . 30 grammes.
      Glycérine . . . . 180 —
      Eau . . . . 90 —
      Essence de roses . . . . . 5 gouttes.

＊＊

SOINS A DONNER AUX ONGLES

La meilleure poudre pour les ongles est de
l'oxyde d'étain en poudre, parfumé d'essence
de lavande et coloré avec le carmin. On la
frotte sur l'ongle à l'aide d'un polissoir en cuir
(Piesse).

Les ongles des *pieds* doivent être coupés
régulièrement, à la sortie des pédiluves. Il ne

faut pas les couper trop en rond, sous peine
de produire l'*ongle incarné.* Celui-ci, d'ailleurs, disparaît toujours, lorsqu'il est soigné
dès le début, par les badigeonnages au perchlorure de fer.

Les ongles des mains ne doivent être ni
trop longs ni trop courts. On doit les tailler à
la lime, et non avec des ciseaux, qui détermi-
nent des éclats.

Nous avons déjà donné la manière de faire
usage du cure-ongles [1].

---

[1] Nous ne saurions trop nous élever contre la mauvaise
habitude de se manger les ongles. Il faut laisser aux aliénés
lypémaniaques cette coutume, qui entraîne les gastralgies et
des amygdalites chroniques, par l'enchâssement, dans les
muqueuses, des fragments pointus arrachés à ces productions
de l'épiderme.

Voir, pour les maladies et malformations des ongles, notre
Hygiène et traitement des maladies de la peau, page 134. D'a-
près Patezon

1° Les maladies graves entravent la nutrition générale, laissent sur les ongles des traces en forme de sillons transver-
saux, facilement appréciables ;

2° L'accroissement des ongles chez les personnes en bonne
santé paraît être 1 millim. 2/3 par mois.

3° L'ongle humain se répare en entier dans l'espace de
8 mois et demi à 9 mois ;

4° L'étude de ces sillons peut être en médecine légale d'un
grand secours pour la solution de certaines questions d'identité.

BAIN ANTISPASMODIQUE (Topinard.)

℞ Essence de romarin. . . . ⎫
— de thym. . . . . ⎬ ââ 2 grammes.
Alcool à 90° . . . . 30 —
M. S. A. pour un bain.

On vante également les bains avec l'infusion de tilleul, avec les infusions de lierre, de feuilles d'oranger, etc.

※

GLYCÉRÉ PARASITICIDE (P. Vigier.)

℞ Sublimé corrosif. . . . . . 5 grammes.
Glycérine anglaise . . . . . 100 —
M. S. A.

※

CONTRE LE CORYZA

Les différentes poudres en usage se rapportent à peu près à la suivante :

Priser toutes les deux heures une pincée du mélange suivant, après s'être mouché :

℞ Chlorhydrate de cocaïne . . . 0 gr. 10
Menthol . . . . 0 — 20
Acide salicylique. . . . . . . 0 — 50
Acide borique. . . . . 4 grammes.
Poudre de guimauve . . . . . 10 —

Pulvérisez finement et passez au tamis.

POUDRE CONTRE LE CORYZA (Monin.)

℞ Gomme adragante pulv. . . . . 10 grammes.
 Salicylate de bismuth 5   —
 Quinine brute 1   —
 Menthol . . . . 0 gr. 50
 Thymol . . . . 0 — 25
 Chlorhydrate de cocaïne . . . 0 — 10
                    M. S. A.

POMMADE CONTRE LE CORYZA (Monin.)

℞ Lanoline . . . . }
 Glycérine . . . . } ââ 15 grammes.
 Salicylate de naphtol   2   —
 Menthol . . . . }
 Eucalyptol . . . . }   0 gr. 30
                    M.

A renifler trois fois par jour.

POUDRE CONTRE L'OZÈNE (Meyer.)

℞ Poudre de charbon . . . . . }
 Poudre de quinquina . . . . } ââ P. E.
 Poudre de myrrhe . . . . . }

Pour priser.

PRURIGO SENILIS (Monin.)

Ajouter à l'eau d'un bain 500 grammes de liqueur de Labarraque, 250 grammes d'amidon et 250 grammes de gélatine, et rester quarante minutes dans ce bain chloro-gélatino-amidonné. Les démangeaisons cessent après le premier bain, et l'éruption disparaît après deux ou trois semblables.

ACNÉ INDURATA (Maurin.)

℞ Eau distillée . . . . 30 grammes.
Teinture de benjoin. . . . . 2 —
Goudron. . . . . 20 —
M. S. A.

Pour lotions fréquentes jusqu'à inflammation.

℞ Glycérine . . . . 300 grammes.
Créosote . . . . I —
M.

Onction chaque soir jusqu'à inflammation vive, et poudrez avec riz cru porphyrisé. Aloès à l'intérieur.

ACNÉ VULGAIRE (Œstreicher.)

℞ Naphtol β . . . . ⎫
Camphre. . . . . ⎬ ââ 10 grammes.
Vaseline . . . . ⎭
Soufre . . . . 50 grammes.
Savon noir . . . . 15 —
Craie blanche. . . . . . . 5 —

Cette pâte ne doit être appliquée que pendant quinze minutes à cause de la forte irritation qu'elle produit.

Nous préférons la pâte à la résorcine que recommande M. Isaak :

℞ Résorcine . . . . 5 grammes.
Oxyde de zinc. . . . . . ⎫
Poudre d'amidon. . . . . ⎬ ââ 5 —
Vaseline jaune. . . . . . . 10 —
M. S. A.

Cette pâte doit être laissée jour et nuit sur les parties affectées, si la profession du malade le permet. Dans le cas contraire, on ne l'applique que pour la nuit et on l'enlève le matin (au moyen de l'huile d'olive et de ouate). Pendant le jour, les parties affectées sont recouvertes de poudre d'amidon

SUEURS DES PIEDS (Bardet.)

Se laver les pieds tous les matins en hiver, matin et soir en été, et faire des lotions à l'alcool après le bain de pied. Changer de chaussettes tous les jours et verser sur celles-ci une petite quantité de la poudre suivante :

Talc.	60	grammes.
Sous-nitrate de bismuth . .	45	—
Permanganate de potasse. .	13	—
Salicylate de soude	2	—

Cette poudre doit être soigneusement porphyrisée de manière à former un mélange impalpable.

※ ❦

SUEURS DU CORPS

Beaucoup de personnes, et particulièrement les femmes rousses, exhalent, lorsqu'elles ont très chaud, une odeur sûre fort désagréable qui est due aux acides valérianique et caproïque éliminés par la sueur. Cette odeur disparaît ou se trouve très diminuée en pou-

drant le buste avec la poudre suivante, à l'aide
d'une houppe à poudre de riz :

Poudre de riz	60	grammes.
Sous-nitrate de bismuth . .	15	—
Permanganate de potasse .	10	—
Poudre de talc	5	—

Comme la précédente, cette poudre doit
être impalpable.

✄

SUEUR DES PIEDS (Legoux.)

℞ Glycérine. . . . . 10 grammes.
Perchlorure de fer liquide. . . 30 . —
Essence de bergamote . . . . . 20 gouttes.

Badigeonner les pieds, matin et soir, avec un
pinceau trempé dans cette mixture.

✄

BROMIDROSIS PEDUM (Monin.)

℞ Eau distillée. . . . . 200 grammes.
Bichromate de potasse. . . . 30 —
Essence de lavande. . . . . 2 —
    M. S. A.

Pour badigeonnages interdigitaux matin et
soir. Il faut traiter aussi les varices, qui sem-

'blent prédisposer aux sueurs des pieds (préparations d'hamamelis, etc.).

❧

BROMIDROSIS PEDUM (Gaffard.)

℞ Oxyde rouge de plomb . . . . ɪ gramme.
Sous-acétate de plomb liq . . . 29 —
M. S. A.

Badigeonner chaque semaine avec ce liquide les intervalles des orteils. On peut aussi utiliser, pour combattre l'odeur désagréable qu'exhalent les sécrétions cutanées de certaines personnes, des bains quotidiens, dans lesquels on fait dissoudre 3 ou 4 grammes de permanganate de potasse. Ces bains sont inoffensifs.

❧

SUEURS PROFUSES (Néligan.)

Faire des lotions avec l'eau aussi chaude qu'on peut la supporter, et administrer, toutes les heures, une cuillerée à soupe de la potion suivante :

℞ Eau distillée. . . . . 150 grammes.

Vinaigre distillé . . . . . . 60 grammes.
Hydr. laurier-cerise. . . . . 8 —
Sirop simple. . . . . 24 —
M. S. A.

SAVON AU TANNIN CONTRE LA SUEUR DES MAINS

Faites dissoudre au bain-marie :

Savon à l'axonge . . . . . 1 kilogramme.

et ajoutez ensuite :

Tannin . . . . 66 grammes.
Amidon . . . . q. s. p.

que l'on puisse façonner des pains de savon.

KOHOL OU KOHÉUL DES ARABES

℞ Sulfure antimoine.
  (koheul) . . . . ⎫
Sulfate cuivre . . . . ⎬ ââ
  (toutia). . . . . ⎪
Alun calciné . . . . ⎬
  (cheubb) . . . . ⎪ p. e.
Carbonate cuivre . . . . . . ⎪
  (zeudjar) . . . . ⎭
Clous girofle. . . . . . . ⎫ ââ q. s.
Noir de fumée . . . . ⎭

Triturer au mortier. — Passer au tamis fin.

— Enfermer dans un *mekhralel.* — S'en servir à l'aide d'un *meroueud* (conseillé par le Prophète pour la santé et la beauté des yeux).

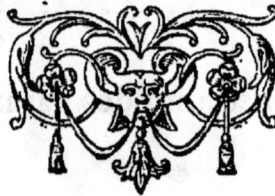

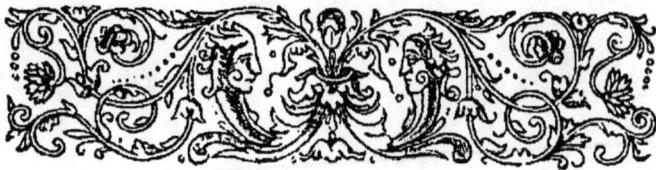

XV

FORMULES POUR LES DENTS
ET LA BOUCHE

POMMADE CONTRE LES GERÇURES DES LÈVRES

℞ Huile d'amandes douces . .   125 grammes.
Blanc de baleine. . . . . ⎫
Cire blanche . . . . . . ⎬ ââ 25   —
Racine d'orcanette. . . . ⎭
Essence de laurier . . . . ⎫ ââ 2   —
—   d'amandes. . . . ⎭
        M. S. A.

fondez et filtrez.

.GERÇURES DES LÈVRES (Monin.)

℞ Beurre de cacao. . . . . .   10 grammes.
Huile de ricin.   3   —
Extrait de cachou   1   —
Huile de bouleau . . . . .   2 gouttes.
Essence de badiane . . . .   5 . —
        M.

pour applications trois fois par jour dans le cas de gerçures rebelles.

❧

ECZÉMA DES LÈVRES (Monin.)

℞ Beurre de muscade . . . . 35 grammes.
Huile de bouleau . . . . . 1 . —
Acide salicylique. . . . . . 0 gr. 30.
Essence de reine-des-prés . . . 7 gouttes.
M. S. A.

Pour onctions trois fois par jour.

❧

PSORIASIS LINGUAL (Monin.)

℞ Teinture de cresson du Para. ⎫
— de baume du Pérou. ⎬ ââ 10 grammes.
— d'hamamelis virgi- ⎪
nica . . . . ⎭
M. S. A.

En badigeonnages trois fois par jour, dans les leucoplasies buccales rebelles aux traitements classiques. Supprimer l'usage du tabac, de l'alcool et des épices.

❧

LEUCOPATHIE BUCCALE (Schwimmer.)

℞ Papayotine. . . . . 0,10 centigr.
Eau distillée . . . . ⎫ ââ 5 grammes.
Glycérine . . . . ⎬
    M.

Les badigeonnages sont répétés au nombre
de deux à six par jour. (Il importe que la solution soit préparée avec de la papayotine de
bonne qualité.) Quand le traitement est institué suivant les règles voulues, les plaques
ulcéreuses sont détruites avec une grande rapi-
dité, et à leur niveau se reforme un revêtement épithélial bien conditionné.

STOMATITE CATARRHALE (Monin.)

℞ Eau de fleurs d'orangers. . . 300 grammes.
Glycérine très pure . . . . . 50 —
Acide borique . . . . . . ⎫ ââ 1 —
Acide salicylique . . . . . ⎬
Chlorate de potasse. . . . . 8 —
Essence de myrrhe . . . . . 16 gouttes.
    M. S. A.

Pour gargarismes et lavages buccaux. On
peut également mâcher quelques pastilles de

borate sans sucre pour aider le traitement précédent.

⊱⊰

ÉLIXIR AROMATIQUE (Lefoulon.)

℞ Teinture de pyrèthre . . . . 125 grammes.
  Alcoolat de menthe. . . . ⎰ ââ 30 —
  — de romarin. . . . ⎱
  — de roses . . . . . . 60 —
  — de vanille. . . . . . 15 —
        M. S. A.

Quelques gouttes dans de l'eau pour rinçages buccaux.

⊱⊰

PSORIASIS BUCCAL (Monin.)

℞ Teinture de coca . . . . . ⎫
  — de thuya. . . . . ⎬ ââ 10 grammes.
  — d'hydrastis du Canada . . . . . ⎭
        M.

Pour badigeonnages et gargarismes.

⊱⊰

INFLAMMATION DE LA BOUCHE ET SALIVATION
ABONDANTE (Zeissl.)

℞ Eau distillée . . . . 250 grammes.
  Hydrolat de cannelle . . . . 50 —

Sirop de cannelle. . . . . . . 20 grammes.
Teinture d'iode. . . . . . 4 —
M.

Pour rincer la bouche plusieurs fois par jour.

❧

PASTILLES CONTRE LA FÉTIDITÉ DE L'HALEINE (Smith.)

℞ Café torréfié et pulvérisé. . . 75 grammes.
Charbon pulvérisé . . . . . 25 —
Acide borique pulvérisé . . . 25 —
Saccharine. . . . . 0 gr. 65.
Teinture de vanille. . . . . Q. S.
Mucilage de gomme. . . . . Q. S.
F. S. A. des pastilles de 0 gr. 70 chacune.

❧

MOLLESSE ET DÉCOLORATION DES GENCIVES (Combe.)

℞ Teinture de pyrèthre . . . . 15 grammes.
— de gaïac. . . . . ⎫
— de myrrhe. . . . ⎬ ââ 4 —
— thébaïque . . . . ⎭
— de coquelicot. . . . Q. S. pour colorer.

M.

Badigeonnages matin et soir.

❧

ANTISEPSIE BUCCO-DENTAIRE (V. Galippe.)

Pour prévenir la périostite, il faut d'abord écarter la cause occasionnelle ordinaire du décollement de la gencive, c'est-à-dire l'accumulation du tartre. Quand la suppuration a commencé, on fait des applications de sublimé à 3 ou 4 p. 1,000. On peut encore cautériser avec un pinceau trempé dans l'acide phénique concentré, puis faire faire des lavages fréquents avec une solution comme celle-ci :

℞ Acide benzoïque . . . .   3 grammes.
   Acide thymique . . . .   0 gr. 10.
   Teinture d'eucalyptus . . . .   10 grammes.
   Eau . . . . 1000 —
             M. S. A.

La carie dentaire est certainement d'origine microbienne. Nous n'avons pas à entrer ici dans le détail du traitement ; mais on sait que les substances les plus employées contre elle sont des antiseptiques, la créosote, le benjoin.

On peut presque affirmer que, si on prenait dès la naissance tous les soins nécessaires de la bouche, sans les discontinuer pendant l'enfance ni l'adolescence, tout adulte aurait des dents saines. Malheureusement, par suite de la négligence des familles, on ne songe presque jamais à s'inquiéter de l'état des dents avant l'apparition de la seconde dentition.

Dès que l'enfant commence à s'alimenter avec des aliments solides, c'est-à-dire laissant des résidus dans les interstices des dents, on devrait, par des lavages après chaque repas, chasser ces résidus ; puis apprendre à l'enfant, dès qu'il est en état de le faire lui-même, à se rincer soigneusement la bouche.

MÉTHODE POUR ENLEVER LES TACHES PRODUITES SUR LES DENTS PAR LES PRÉPARATIONS FERRUGINEUSES (A. Combe.)

Frotter légèrement les dents jusqu'à leur collet (mais une seule fois) à l'aide d'une tige enroulée d'ouate et trempée dans la solution suivante :

℞ Eau distillée . . . . } ȧȧ 5 grammes.
Acide chlorhydrique fumant }
M. S. A.

faire ensuite usage, durant quinze jours, de la poudre :

℞ Craie lavée . . . . 10 grammes.
   Poudre d'iris. 20   —
   Chlorate de potasse. 5   —
   Essence de menthe et carmin. Q. S.
   M.

BEAUTÉ ET SANTÉ DES GENCIVES (Vidal.)

℞ Poudre de quinquina . . . . 15 grammes.
   —   de ratanhia 5   —
   —   de chlorate de potasse. 5   —
   M. S. A.

On porte cette poudre sur soi, dans une tabatière, et on se frotte, trois ou quatre fois par jour, les gencives avec la pulpe du doigt imprégnée de cette poudre, que l'on peut aromatiser avec l'essence préférée.

TABLETTES AU SALOL (Lombard.)

℞ Gomme adragante . . . . . 1 gramme.
   Gomme arabique 3   —
   Eau. 10   —
   Salol 25   —
   Sucre 60   —
   Essence de citron. . . . . 5 gouttes.
   F. S. A.

Divisez en 100 tablettes contenant chacune 25 centigrammes de salol (contre la stomato-dysodie).

❧

PRÉVENTION DE LA CARIE DENTAIRE

℞ Eau de roses . . . . 500 grammes.
Tannin . . . . 8 —
Teinture d'iode . . . . . . } ââ 5 —
— de myrrhe . . . }
Iodure de potassium . . . . . 1 —
M. S. A.

Une cuiller à thé dans un verre d'eau tiède pour lavages buccaux trois fois par jour. Dans le cas de caries dentaires multiples, je fais prendre, en outre, à l'intérieur, après chaque repas, une cuillerée à soupe de la solution officinale de chlorhydro-phosphate de chaux (Monin).

❧

ÉLIXIR ODONTALGIQUE (Audhoui.)

℞ Eau distillée de menthe . . } ââ 10 grammes.
— d'anis . . . . }
Chlorhydrate de cocaïne . . . . 1 —
Eau de mélisse spiritueuse . . 5 —
Teinture de cochenille . . . . Q. S.

Faites dissoudre le sel dans les eaux distillées. Ajoutez l'alcoolat de mélisse et colorez avec la teinture de cochenille.

On introduit dans la cavité de la dent un fragment d'ouate imbibé de cet élixir, et l'on en frictionne aussi la gencive au niveau de la partie douloureuse.

⊰◈⊱

POUDRE DENTIFRICE (Foustanos.)

℞ Craie préparée . . . . 6 grammes.
Carbonate de magnésie . . ⎫
Extrait sec de ratanhia   . ⎬ ââ 3 —
Essence de girofle. . . . . ⎫
  —   de cannelle. . . . ⎬ ââ 6 gouttes.
  —   de menthe . . . . ⎭
      M. S. A.

⊰◈⊱

EAU DENTIFRICE ALCALINE (Vigier.)

℞ Eau distillée . . . . 980 grammes.
Bicarbonate de soude . . . ⎫ ââ 20   —
Alcoolat de menthe. . . . ⎭
Carbonate de magnésie . . . 2   —
Essence de menthe surfine. . 20 gouttes.
      M. S. A.

Faites dissoudre le sel dans l'eau contenant

l'alcoolat. Broyez le carbonate de magnésie avec l'essence; ajoutez-y, petit à petit, le liquide, et filtrez jusqu'à ce que la solution soit très limpide.

❦

FORMULE DU « KALODONT »

♃ Carbonate de chaux précipité.	250	grammes.
Magnésie calcinée	80	—
Glycérine.	500	—
Savon médicinal	150	—
Essence de cannelle.	2	—
— de menthe poivrée. .	2	—

La coloration rose est obtenue par addition de 3 grammes d'une solution de 0 gr. 50 de carmin et de 0 gr. 5 de carbonate de potasse dans 10 cc. d'eau.

❦

HYGIÈNE DENTAIRE

Le professeur Miller (de Berlin) a expérimentalement recherché les meilleures formules préventives et curatives de la carie

dentaire. Il s'est arrêté aux ordonnances suivantes :

℞ Acide thymique. . . . .   o gr. 25
    Acide benzoïque. . . . .   3 —
    Teinture d'eucalyptus . . . . .   15 —
    Alcool. . . . .   100 —
    Essence de menthe poivrée. . .   o — 75
    M.

Verser, dans un verre d'eau, une quantité
suffisante de cette mixture pour produire un
trouble dans le liquide.

℞ Acide thymique. . . . .   o gr. 15
    Acide benzoïque. . . . .   3 —
    Teinture d'eucalyptus . . . . .   15 —
    Bichlorure de mercure . . . . .   o — 80
    Essence de menthe poivrée. . .   o — 75
    M. mode d'emploi ci-dessus.

Il est essentiel, suivant la remarque de
M. Miller, de faire procéder le rinçage de la
bouche, de l'emploi énergique de la brosse à
dents et du cure-dents, afin de débarrasser la
cavité buccale des résidus alimentaires, dont
la stérilisation exigerait un contact relative-
ment prolongé avec la solution antiseptique.
D'autre part, ces lavages antiseptiques de la

cavité buccale doivent être répétés après chaque repas, mais surtout le soir, avant le coucher.

Il ne sera pas superflu de dire que quelques personnes, auxquelles M. Miller avait prescrit l'usage de la solution n° 2, ont prétendu qu'il en est résulté une décoloration des dents.

En fait d'autres eaux dentifrices, dont l'usage peut être recommandé, M. Miller cite celle que préconise M. Schlenker et dont voici la formule :

℞ Thymol . . . . 0 gr. 30
Sirop de cochléaire. . . . `}` ââ 30 —
Alcoolat de mélisse. . . . .
Teinture de ratanhia . . . . 10 —
Essence de menthe poivrée . 0 — 50
Essence de girofle . . . . . 1 —

M. Verser 20 gouttes de cette mixture dans un demi-verre d'eau.

M. Pierre Vigier a communiqué à la Société de pharmacie une nouvelle formule de poudre et d'élixir dentifrice qui, à cause de ses propriétés antiseptiques, joint l'utile à l'agréable.

℞ Résorcine . . . . 2 grammes.
Salol . . . . 4 —

Poudre d'iris. . . . .   8 grammes.
Carbonate de chaux ppté. . .   40   —
Carmin n° 40 . . . .   o gr. 20
Extrait d'essence de menthe. .   X gouttes.

Broyez soigneusement au porphyre par petites parties.

Pour rendre un élixir dentifrice antiseptique, on n'aura qu'à l'additionner de :

Résorcine. . . . . . ⎫ ââ 2 gr. pour 100.
Salol. . . . . ⎭

M. P. Giurles préconise, dans le *Farmacista italiano*, la formule suivante pour l'antisepsie buccodentaire :

℞ Alcool à 40° centésim.   500
Camphre   10
Acide salicylique   20
Benjoin pulv.   50
Clous de girofle   100
Hypochlorite de chaux   50
Essence d'anis   500

On place toutes les substances (excepté l'hypochlorite et l'essence d'anis) dans un flacon de grande dimension et résistant. On le ferme solidement et on le soumet au bain-marie à 70° pendant 5 heures en agitant de temps en temps. On fait macérer 8 jours et on filtre. On ajoute l'hypochlorite et on soumet à une macération de 8 jours. On ajoute enfin l'essence d'anis et on filtre de nouveau. Ce liquide doit être conservé dans de petits flacons de verre bleu ou jaune.

Ce dentifrice désinfecte et parfume la bouche, blanchit les dents et les dépouille du tartre adhérent ; il fortifie les gencives et arrête les hémorragies dentaires.

On l'emploie à la dose de deux cuillerées à café dans un demi-litre d'eau, pour se rincer la bouche plusieurs fois par jour en prolongeant ce lavage. Les dents seront frictionnées, matin et soir, à l'aide d'une brosse en caoutchouc.

MIXTURE TONIQUE ET ANTISEPTIQUE (Monin.)

℞ Alcool de menthe. . . . . . 160 grammes.
Acide phénique pur cristallisé. 20 —
M. S. A.

Quelques gouttes dans un peu d'eau tiède pour brosser les dents et rincer la bouche matin et soir.

PANSEMENT DES DENTS CARIÉES

℞ Chlorhydrate de cocaïne. . . .   o gr. 50
Essence de laurier-cerise . . . .   o — 50
Teinture d'arnica . . . .   5 —
Acétate d'ammoniaque liquide. .   10 —

Ne pas laisser avaler du produit.

DENTIFRICES ANTISEPTIQUES

Ils corrigent la fétidité de l'haleine, nettoient les dents, empêchent les fermentations de la bouche et le développement des micro-organismes de la salive. Ils enrayent la carie dentaire, mais à condition que les dents soient saines ou que les caries existantes aient été préalablement obturées.

FORMULE DU Dᴿ MAGITOT

℞ Eau distillée. . . . .   500 grammes.
Thymol . . . .   o gr. 50
Borax . . . .   I —
M. S. A.

FORMULE DU Dr DAVID

℞ Eau distillée. . . . . 100 grammes.
Essence d'anis. . . . . 10 gouttes.
— de menthe. . . . . 5 —
Hydrate de chloral. . . . . 1 gramme.
M. S. A.

FORMULE DU Dr COMBE

℞ Eau distillée de fenouil . . . 100 grammes.
Teinture de gaïac. . . . . . 13 —
— de myrrhe. . . . . 5 —
Chlorate de potasse. . . . . 2 —
M. S. A.

SENSIBILITÉ DES DENTS ET GENCIVES

Un remède simple, agréable et actif consiste dans la mastication de fragments d'écorce de cannelle de bonne qualité.

DENTIFRICE DES GOUTTEUX (Poinsot.)

℞ Craie précipitée . . . . . 10 grammes.
Poivre cubèbe . . . . . } ãã 5 —
Bicarbonate de soude. . }
Essence de menthe. . . . 5 gouttes.
M.

EAU DENTIFRICE (Botot.)

℞ Anis vert . . . . 64 grammes.
Cannelle. . . . . 16 —
Girofle. . . . . 1 —
Pyrèthre. . . . . 4 —
Cochenille . . . . 5 —
Crème de tartre. . . . . . 5 —
Benjoin ou myrrhe . . . . 2 —
Essence de menthe . . . . 4 —
Alcool à 80° . . . . 2000 —

Concasser et faire macérer huit jours, après avoir broyé ensemble la crème de tartre, la cochenille et le benjoin.

MOLLESSE, BLANCHEUR, ATONIE DES GENCIVES
(Delestre.)

℞ Cachou . . . . } ââ 32 grammes.
Myrrhe. . . . . }
Baume du Pérou. . . . . 4 —
Alcoolé de cochléaria. . . 155 —
M. S. A.

Faites macérer huit jours, filtrez, et employez comme collutoire, coupé de moitié d'eau.

POUDRE DENTIFRICE DES ENFANTS (David.)

℞ Poudre de savon . . . . . . 10 grammes.
— d'iris. . . . . . ⎫
— de craie. . . . . ⎬ ââ 20 —
— de sucre . . . . ⎭
Chlorate de potasse . . . ⎫
Crème de tartre. . . . . ⎬ ââ 5 —
Pierre ponce porphyrisée. ⎭
Essence de menthe . . . ⎫ ââ 10 gouttes.
— d'anis. . . . . . ⎭
— de rose. . . . . . 5 —
Cochenille. . . . . . . Q. S.
M. S. A.

Brosser les dents et la cavité buccale, une fois par jour au moins, à l'aide d'une brosse à soies flexibles. En outre, lavages de la bouche après chaque repas et chaque fois que l'enfant aura mangé des gâteaux ou sucreries.

ÉLIXIR DENTIFRICE (A. Combe.)

℞ Teinture de vanille. . . . ⎫ ââ 15 grammes.
— de pyrèthre. . . ⎭
Alcoolat de romarin . . . . 30 —
— de roses . . . . . 20 —
— de menthe . . . . 10 —
Teinture de cochenille . . . Q. S.
M. S. A.

Cette formule donne une eau dentifrice excellente en goût, et de parfum agréable, ne rappelant en rien celles du commerce.

✂

SAVON DENTIFRICE MOU (Redier.)

℞ Savon médicinal pulvérisé. . 25 grammes.
Pierre ponce porphyrisée . . 10 —
Talc de Venise. . . . . . . 120 —
Glycérolé d'amidon. . . . . 20 —
Glycérine. . . . . 20 —
Essence de menthe. . . . . 2 —
— de girofle . . . . . 1 —

Faites chauffer au bain-marie; ajoutez peu à peu :

Eau distillée. . . . . Q. S.

Pour faire une pâte de consistance convenable.

✂

MIXTURE DENTAIRE (Martin de Lille.)

℞ Collodion. . . . . 5 à 8 gr.
Acide salicylique. . . . . 0 gr. 35
— phénique . . . . . . 0 — 25
— lactique. . . . . . . 0 — 25
— arsénieux . . . . . . 0 — 25
M.

L'acide arsénieux se déposant, il est nécessaire de bien mélanger avant de puiser dans
le flacon. On imbibe un morceau d'amadou,
qu'on loge dans la dent cariée, où, après l'évaporation de l'éther, le collodion l'y maintient.
On renouvelle ce pansement jusqu'à complète
guérison de la dent, que l'on plombe ensuite
avec facilité.

Le même auteur fournit à l'*Art dentaire*
la formule d'une pommade pour faire supporter les dentiers (il veut parler des dentiers
qui, quoique assez bien faits, blessent un peu
sur une gencive sensible) :

℞ Vaseline . . . .   10 grammes.
   Teinture baume du Pérou. .   1 cuillerée à
                                          café.
   Tanin en poudre. . . . . .   1 gramme.

Il suffit souvent de mettre un peu de cette
pommade sur le dentier, afin qu'elle soit en
contact avec l'endroit sensible. Après une ou
quelques applications, le dentier peut être sup-
porté.

OPIAT DENTIFRICE (Monin.)

℞ Magnésie décarbonatée . . .   20 grammes.
Chlorate de potasse. . . . ⎫
Acide borique. . . . . . ⎬ ââ 4   —
Laque carminée. . . . . ⎭
Tartrate acide de potasse . .   2   —
Glycérine très pure. . . . .   Q. S.
                                  pour une pâte.
Saccharine. . . . .   o gr. 50
Essence de géranium rosat. .   15 gouttes.
Essence de romarin.   8   —
        M. S. A.

La saccharine, par ses propriétés antifermentescibles, remplace avec avantages le sucre et le miel, seuls usités jusqu'ici dans les opiats dentifrices, et qui ont à leur actif la production de tant de caries.

DENTS DE SAGESSE (Delioux de Savignac.)

℞ Glycérolé d'amidon. . . . .   10 grammes.
Borax porphyrisé.   1   —
Safran pulvérisé . . . . . .   50 centig.
Teinture de myrrhe. . . . .   10 gouttes.
        M. pour collutoire.

Des frictions douces et répétées sur les gencives combattent les douleurs vives accompagnant l'éruption des dents de sagesse.

On peut utiliser également contre les douleurs de gencives et des dents, provoquées par
les éruptions dentaires, les propriétés éminemment calmantes du chlorhydrate de cocaïne
(en solution dans l'eau distillée au 1/50). (Le
chlorhydrate de cocaïne remplace avec avantage les alcaloïdes de l'opium, pour les formules
des sirops dits de *dentition*.)

FÉTIDITÉ DE L'HALEINE (Monin.)

℞ Infusion de sauge . . . . . 250 grammes.
Glycérine pure . . . . . . 30 —
Teinture de myrrhe . . . ⎰ ââ 12 —
— de lavande. . . ⎱
Liqueur de Labarraque. . . 30 —
M. S. A.

pour lavages de la bouche[1].

[1] Ces formules sont palliatives, dans le cas seulement où la
fétidité est buccale. Il faut toujours, pour guérir cette repous-
sante infirmité, qui annihile toute beauté, remonter aux causes
de la mauvaise odeur et tâcher de les supprimer. (Voir Dr E.
Monin, *Essai sur les odeurs du corps humain*, etc.)

GARGARISME CONTRE LA MAUVAISE HALEINE (Monin.)

℞ Eau dist. de cannelle. . . ⎫ ââ 500 grammes.
Alcoolé de menthe. . . . ⎬
Chlorure de chaux récent. . ⎭   4   —
        M. S. A. (Agitez.)

Pour s'en servir, couper cette mixture avec moitié d'eau tiède.

PASTILLES CONTRE LA MAUVAISE HALEINE (Cazenave.)

℞ Café en poudre . . . .   45 grammes.
Charbon végétal.   16   —
Sucre en poudre.   15   —
Vanille.   15   —
Mucilage de gomme du Sé-
    négal. . . . .   Q. S.
        M. pour faire des pastilles de 1 gramme
        (5 à 6 par jour.)

FÉTIDITÉ DE L'HALEINE (Monin.)

℞ Décoction de fleurs de camo-
    mille. . . . .   300 grammes.
Glycérine anglaise . . . . :   80   —
Eau chlorée   15   —
        M. S. A.

pour gargarismes et rinçages buccaux.

AUTRE FORMULE (Monin.)

℞ Eau dist. de menthe poivrée .   500 grammes.
   Hydrolat de laurier-cerise . .   60   —
   Borate de soude   25   —
   Essence de menthe . . . . .   20 gouttes.
       M. S. A.

même usage.

DENTIFRICE POUR LES PORTEURS DE PIÈCES DENTAIRES

℞ Accoolé de cresson du Para .   50 grammes.
   Teinture de cachou ou de ra-
     tanhia.   10   —
   Thymol pur . . . . } ââ 50 centigr.
   Essence de thym . . . . . }
       M.

Vingt gouttes dans un demi-verre d'eau trois fois par jour en gargarismes.

FORMULE POUR ENDUIRE LES DENTIERS

℞ Vaseline blanche . . . .   10 grammes.
   Baume de tolu   5   —
   Extrait de ratanhia.   1   —
       M.

On graisse de cette mixture le dentier, pour empêcher qu'il contusionne les gencives.

ODONTALGIE OCCASIONNÉE PAR LA CARIE DENTAIRE
(Gsell-Fels.)

℞ Camphre . . . . ⎫ ââ 5 parties.
Chloral . . . . ⎬
Chlorhydrate de cocaïne. . .   1   —
M. S. A.

Introduire une petite quantité de cette mixture dans la dent cariée.

Le mélange de ces trois substances constitue un liquide oléagineux.

⋙⋘

ODONTALGIE (Wilson.)

Il faut se frictionner les gencives avec la mixture suivante :

℞ Chlorhydrate de cocaïne. . .   1 gr. 25
Chlorhydrate de morphine. .   0 — 30
Acide benzoïque . . . . . .   9 — 40
Engenol. . . . .   3 — 75
Alcool absolu . . . .   30 grammes.
M. S. A.

⋙⋘

COLLODION POUR LES DENTS (Bolletino pharm.)

℞ Acétate de morphine . . . .   0 gr. 05
Essence de menthe . . . . .   4 gouttes.
Acide phénique pur.   20   —
Collodion . . . .   Q. S.

Pour compléter 4 grammes de préparation.
En application avec du coton.

DENTIFRICE ANTISEPTIQUE (Beamez.)

℞ Acide phénique. . . . . 1 gramme.
Acide borique. . . . . 25 gr. 10
Thymol . . . . 0 — 50
Essence de menthe . . . . . 30 gouttes.
Teinture d'anis. . . . . . . 10 grammes.
Eau. . . . . 1 litre.
        M.

On doit se rincer la bouche et frotter les
dents avec de l'eau dans laquelle on mettra
moitié de cette solution une ou deux fois par
jour, et surtout après les repas.

TOPIQUE CONTRE LE MAL DE DENTS

℞ Chlorhydrate de cocaïne. . . . 16 parties.
Opium en poudre. . . . . . . 64 —
Menthol. . . . . 16 —
Racine de guimauve. . . . . 48 —
        M. S. B.

avec glycérine et gomme arabique.

21

Faire des pilules du poids de 3 centigrammes ; à mettre une pilule dans la dent creuse.

༄

COTON ANTI-ODONTALGIQUE (Eller.)

♃ Solution de cocaïne à 3 p. 100. 28 grammes.
Sulfate de morphine . . . . . 75 centigr.
Coton absorbant . . . . 28 grammes.

Saturer le coton, le faire sécher dans un courant d'air chaud, puis le recarder.

Une parcelle introduite dans la dent et dans l'oreille correspondante calmerait les douleurs dentaires les plus violentes.

༄

MIXTURE DENTAIRE (Guild.)

♃ Collodion riciné . . . .
Acide phénique cristallisé . .   ââ P. E.
M. S. A.

On l'introduit avec un stylet mousse au fond de la cavité de la dent ; la douleur disparaît instantanément si le nerf est à nu.

༄

SAVON DENTIFRICE PULVÉRENT (Faguer.)

℞ Savon de magnésie . . . . . 10 grammes.
Carbonate de chaux précipité. 9 —
Essence de roses. . . . . . 10 gouttes.
Essence de menthe anglaise. 10 —
Essence de lavande . . . . . 1 gramme.
Carmin. . . . . 10 centigr.
    M. S. A.

DENTIFRICE AU SOLOL (Nencki.)

℞ Eau de menthe poivrée . . . 5 parties.
Girofle . . . . ⎫
Écorce de cannelle de Ceylan. ⎬ ââ 10 —
Teinture d'anis étoilé. . . . ⎭
Alcool. . . . . 100 —
Poudre de cochenille. . . . 5 —

Laissez digérer la masse pendant huit jours, filtrer et ajouter :

Salol très pur. . . . . 2 gr. 5

GARGARISME CONTRE L'ÉBRANLEMENT DES DENTS (Quincerot.)

℞ Tanin. . . . . 8 grammes.
Teinture d'iode. . . . . . . 5 —
Iodure de potassium . . . . 1 —
Teinture de myrrhe . . . . 5 —
Eau de roses. . . . . . . 200 —
    M. S. A.

Une cuillerée à café de cette préparation dans un tiers de verre d'eau tiède, pour baigner les gencives tous les matins et pendant quelques instants après la toilette de la bouche.

꧁꧂

ÉLIXIR DENTAIRE (Monin.)

℞ Alcoolé de romarin . . . ⎫
Teinture de vanille . . . ⎬ ââ 30 grammes.
— d'eucalyptus . . ⎭
— de thym. . . . . . 20 —
Acide borique. . . . . . . 10 —
Essence de girofle. . . . . 4 —
Carmin . . . . 3 —
Acide chlorhydrique fumant. 2 gouttes.
M. S. V.

Une cuillérée à café dans un demi-verre d'eau tiède, pour l'antisepsie buccale et la prévention des stomatites, angines, caries dentaires, stomatodysodie, etc.

꧁꧂

CRÈME DENTIFRICE (Monin.)

℞ Glycérine pure . . . . 60 grammes.
Poudre de cascarille porphyr. . 15 —

Poudre de borate de soude . .   10 grammes.
   —   de chlorate de potasse. 20   —
   —   de savon médicinal. .   5   —
Essence de lavande . . . . }
   —   de romarin . . . . } ââ 10 gouttes.
       M. S. A.

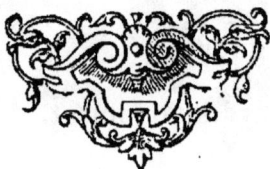

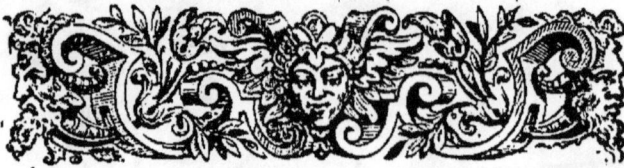

XVI

FORMULES POUR LES CHEVEUX [1]

CONTRE LES CHEVEUX TROP SECS
(formule de l'huile antique.)

℞ Huile de ben . . . . 50 grammes.
Teinture d'ambre. . . . . . 50 centigr.
Essence de citron 25   —
   M.

pour frictions avec une brosse douce.

[1] Ce n'est pas seulement dans la légende de Samson que le cheveu est un signe de force. La beauté de ce petit organe n'est qu'un reflet de la santé générale : tout cela, c'est pour vous dire qu'*il faut commencer par se bien porter pour avoir de beaux cheveux*, et que j'attache au traitement interne la plus grande importance pour le traitement de la chevelure. Parmi les dispositions constitutionnelles qui disposent le plus à la calvitie précoce, il faut citer, en première ligne, *l'arthritisme*, ce mal des classes dirigeantes et des « couches sociales », habituées à la vie plantureuse.

Tout ce qui tiraille et comprime le cuir chevelu est une

CONTRE LE CHEVEUX TROP GRAS (Monin.)

℞ Eau distillée de goudron. . .   300 grammes.
   Chlorate de potasse.   10   —
   Ammoniaque liquide   4   —
        M. S. A.

pour lotions avec une petite éponge.

cause de chute des cheveux ; tout ce qui libère et ventile l
tête fortifie la chevelure. Les lotions aqueuses ou savonneuses,
répétées plus d'une fois par semaine, sont très nuisibles. Voici
une formule de brillantine excellente pour toutes les têtes :
vieux rhum, 60 grammes ; glycérine très pure, 10 grammes ;
essences d'amandes amères, dix gouttes (agitez avant l'usage).
    Vous toutes... et tous (car combien d'hommes, sur ce
point, sont femmes !) qui désirez garder longtemps votre toison protectrice, gardez-vous du peigne fin, des fixateurs, des
frisures au fer chaud, de la raie faite à la même place, et de
l'épilation des cheveux blancs ! En voilà, des causes puissantes
de déboisement !...
    Tout cela, c'est très bien pour conserver les cheveux qu'on
possède, dira-t-on. Mais que faire lorsque les cheveux tombent,
lorsque les affreuses pellicules inaugurent leur œuvre de dé-
molition ? Commencez toujours par rafraîchir la chevelure en
en coupant légèrement l'extrémité. Cette opération faite, il
reste deux cas principaux à distinguer. Votre peau, vos cheveux sont-ils naturellement gras ou secs ? Dans le premier
cas, je conseille les lotions alcooliques, tous les jours d'abord,
puis tous les deux jours. Voici une excellente formule : alcool
à 90°, 300 grammes, acide salicylique et naphtol, 1 gramme
de chaque, essence de reine-des-prés quinze gouttes (lotion-
tionner à l'aide d'un *flacon à stilli-gouttes*). Si le cuir chevelu
est sec, écailleux, le laver d'abord, avec la décoction de bois
de Panama ; puis y appliquer une pommade formée de : vase-

TOILETTE DES CHEVEUX (Hermann.)

℞ Alcool dilué. . . . . 280 grammes.
Teinture d'hellébore . . . . 25 —
Mixture de Hager (au musc, de
la pharmacopée allemande). 5 —
Teinture de cantharides. . . 4 —
Tanin . . . . 3 —
M. S. A. pour frictions.

EAU ATHÉNIENNE ANTIPELLICULAIRE

℞ Eau distillée de mélilot . . . 100 grammes.
Eau de Cologne . . . . . . 20 —
Carbonate de soude. . . . . 10 —
Saponine. . . . . 2 —
M.

pour frictions avec une brosse douce.

line, 20 grammes ; lanoline, 10 grammes ; huile de bouleau,
2 grammes ; borate de soude, 2 grammes ; essence de santal
vraie, dix gouttes.

La teinture de jaborandi (pour les cheveux *gras*) et les pommades à 1 p. 100 de nitrate de pilocarpine (pour les cheveux
secs) m'ont donné de nombreux succès. J'ajoute au traitement :
1 gramme par jour d'hypophosphite de chaux, pris en trois
doses, et quelques centigrammes de lactate de fer, s'il y a
anémie. Voilà le traitement des alopécies graves chez le beau
sexe, dans les cas les plus classiques.

RECOLORATION DES CHEVEUX

Prenez : suc exprimé d'écorces vertes de noix 10 parties, alcool 90 parties. Laissez en contact pendant dix jours et filtrez.

Avant l'emploi, lavez les cheveux avec une solution de carbonate de potasse.

Les cheveux se colorent en brun foncé ou en noir.

FRICTIONS CONTRE LA CANITIE NERVEUSE (Monin.)

℞ Teinture de jaborandi . . ⎫
— de noix de galle. ⎬ ââ 30 grammes.
— de sarracenia . . ⎭
Essence de sassafras . . . . 10 —
M. S. A.

Pour friction matin et soir avec une brosse demi-dure.

CHUTE DES CHEVEUX CHEZ LES CONVALESCENTS (Barré.)

℞ Alcoolé de citron. . . . . . 150 grammes.
Acide chlorhydrique . . . . 4 —
M. S. A.

en lotions matin et soir.

ALOPÉCIE (Lassar.)

℞ Alcool . . . . 100 grammes.
Naphtol. . . . . 50 centigr.
M.

Se frotter avec ce liquide le cuir chevelu, préalablement passé au savon de goudron, puis lavé avec la liqueur de van Swieten.

ALOPÉCIE (Monin.)

℞ Baume de Fioravanti . . . 50 grammes.
Teinture de pyrèthre . . } ââ 15 —
— de savon . . . . } —
— de vanille . : . . 4 —
Essence de musc . . . . . 3 gouttes.
M. S. A. pour frictions.

(pour épaissir les chevelures clairsemées).

℞ Alcoolat de roses. . . . . }
Huile d'amandes amères. . . }
Teinture de cantharides. . . } parties égales.
— de citron . . . . . }
M.

(pour frictions, dans les alopécies d'origine tinctoriale).

CHUTE DES CHEVEUX (Oisicus.)

℞ Vaseline . . . . 125 grammes.
    Acide borique 3   —
    Acide lactique finement pulv. 75 centigr.
       M. S. A. (Parfum à volonté.)

pour frictions matin et soir pendant trois minutes.

CALVITIE PAR HERPÈS TONSURANT (Lewin.)

℞ Huile d'olives . . . . 24 grammes.
    Chloroforme. 8   —
    Thymol. 2   —
       M.

pour frictions.

ALOPÉCIE EN PLAQUES (Tilbury Fox.)

℞ Eau distillée de roses. . . . 180 grammes.
    Vinaigre aromatique 20   —
    Glycérine de Price 10   —
    Teinture de noix vomique. . 15   —
    — de cantharides. . 10   —
      M. S. A. pour frictions.

ALOPÉCIE PRÉMATURÉE (Ch. Brame.)

Le soir, frictionner le cuir chevelu avec gros comme un pois de la pommade suivante :

℞ Moelle de bœuf. . . . . . . 100 grammes.
Oxyde mercurique précipité. 1 gr. 50
M. S. A.

Le matin, se laver la tête avec l'alcool à 96°.

ALOPÉCIE SYPHILITIQUE (Mauriac.)

℞ Moelle de bœuf . . . . . . 30 grammes.
Sulfate de quinine . . . . } ââ 50 centigr.
Turbith minéral . . . . . }
M.

Tous les deux jours, alterner avec des lotions de

℞ Eau distillée. . . . . 300 grammes.
Carbonate de soude. . . . } ââ 1 —
Borax. . . . . }
M.

ACNÉ SYPHILITIQUE (Hébra.)

Lotions fréquemment répétées avec :

℞ Emulsion d'amandes amères. 400 grammes.
Teinture d'ambre gris. . . . 20 —
Sublimé corrosif . . . . . . 10 centigr.
M. S. A.

et suivre à l'intérieur, le traitement spécifique.

❧

PELLICULES (Martineau.)

℞ Eau distillée de roses. . . . 500 grammes.
Liqueur de Van Swieten. . . 100 —
Hydrate de chloral . . . . . 25 —
   M. S. A.

frictionner tous les jours le cuir chevelu avec une ou deux cuillerées de cette solution chauffée.

❧

PITYRIASIS REBELLE (Bronson.)

℞ Pétrole. . . . . 30 grammes.
Chlorure ammoniaco-mercuriel. . . . . 1 gr. 20
Calomel. . . . . 0 gr. 60
   M. S. A.

pour oindre la tête tous les soirs.

❧

TRAITEMENT DE L'ALOPÉCIE

La pilocarpine exerçant une action énergique sur certaines glandes de la peau, on a conclu qu'elle pourrait agir également sur les bulbes pileux ; de là des lotions ou des pommades à la pilocarpine contre la chute des cheveux. La déduction n'était guère rigoureuse, ni bien scientifique ; néanmoins je déclare avoir obtenu de cette pratique des résultats avantageux [1].

Il serait bon peut-être qu'elle fût expérimentée par d'autres que par des parfumeurs. Dans ce cas, M. Vigier conseille la solution suivante :

℞ Pétrovaseline (vaseline liquide
   inodore) . . . . 100 grammes.
Pilocarpine . . . . 50 centigr.

Faire dissoudre à une légère chaleur.

Cette solution est inaltérable, même à l'air libre ; elle est inodore et incolore et s'applique sur la tête comme l'huile, dont elle n'a pas les inconvénients. C'est *le plus beau* des cosmétiques ; elle communique aux cheveux un brillant très remarquable. Les anciennes brillantines ne peuvent lui être comparées.

[1] La pilocarpine agit surtout *en injections hypodermiques* contre la calvitie et la canitie.

TRAITEMENT DES TEIGNES

Nous ne saurions l'exposer ici en détail (un volume serait à peine suffisant). Les teignes sont contagieuses, surtout dans l'enfance : aussi ont-elles diminué singulièrement de fréquence depuis la surveillance et l'inspection scolaires.

L'épilation est ordinairement indispensable dans le traitement des teignes, qui est long et minutieux au possible, et exige la direction médicale la plus attentive et la plus éclairée.

POMMADE CONTRE LA CALVITIE (Julien.)

℞ Moelle de bœuf . . . . 60 grammes.
  Extrait de quinquina . . . . 8 —
  Teinture de cantharides. . ⎱ ̄aā 4 —
  Suc de citron . . . . ⎰
  Essence de cédrat . . . . . 1 gr. 50
  — de bergamote . . . 10 gouttes.
  M. S. A.

TRAITEMENT DE LA PELADE (Lailler.)

℞ Alcool à 60 . . . . 100 grammes.

Essence de térébenthine. . .   20 grammes.
Ammoniaque   5   —
M.

pour frictions tous les jours avec une flanelle :
raser le cuir chevelu.

><

AUTRE FORMULE (Lailler.)

℞ Alcool à 90°. . . . .   100 grammes.
Sulfate de quinine   1   —
Essence de bergamote. . . .   10   —
— de winter-green. . .   2   —
M.

><

AUTRE FORMULE (Monin.)

℞ Fausse essence d'aspic . . .   40 grammes.
Acide salicylique   5   —
M.

pour badigeonnages matin et soir (très actif).

><

ECZÉMA SEC DU CUIR CHEVELU
(Traitement du Dr Jackson.)

Pour faire tomber les croûtes ou écailles, le
sujet fera tous les soirs, avant de se coucher,

22

des onctions abondantes d'huile d'amandes douces et se couvrira, pour la nuit, la tête d'une calotte de flanelle imbibée d'huile, et, par-dessus le tout, d'un bonnet de soie huilé intérieurement.

Le lendemain, laver le cuir chevelu à l'eau savonneuse, le rincer à l'eau fraîche et le sécher soigneusement.

Si, dès la première onction, les croûtes ne sont pas tombées, continuer l'emploi de l'huile pendant un ou deux jours encore, avant de pratiquer le lavage.

Si après le lavage, le cuir chevelu est rouge et congestionné, appliquer de la vaseline jusqu'à disparition de la rougeur. Alors, appliquer la pommade suivante tous les matins :

Ҙ Axonge benzoïnée . . . . . 100 grammes.
Fleurs de soufre . . . . . . 4 —
M.

et laver tous les cinq jours la tête avec deux jaunes d'œufs battus dans un litre d'eau de chaux additionné de 20 grammes d'alcool.

LOTION POUR LA POUSSE DES CHEVEUX (Leslee.)

℞ Acide phénique. . . . . . . 2 grammes.
Teinture de noix vomique . . 7 gr. 50
Teinture de quinquina rouge . 30 grammes.
Teinture de cantharides. . . . 2 —
Eau de Cologne . . . . . . 120 —
Huile de coco ou mieux huile
d'amandes douces. . . . . 120 —
M. S. A.

frotter à l'aide d'une éponge douce une ou
deux fois par jour. Cette mixture empêchera
la chute des cheveux et produira une chevelure luxuriante.

PITYRIASIS CAPITIS (Vigier.)

℞ Vaseline. . . . . 60 grammes.
Turbith minéral . . . . . . 3 —
Essence de bergamote, citron
ou autre non oxygénée. . . 20 gouttes.

Faites selon l'art et conservez dans un pot à
couvercle de porcelaine.

RÉGÉNÉRATEUR DES CHEVEUX (S. A. Allen.)

℞ Soufre précipité . . . . . . 1 gr. 69
Glycérine. . . . . 32 grammes.
Cannelle de Ceylan. . . . . 0 gr. 20

Acétate de plomb . . . . . . 2 gr. 65
Eau. . . . . 63 grammes.

Le mélange est aromatisé avec de l'essence de mirbane.

(Nous donnons ici cette formule, d'après l'un de nos confrères en pharmacie, afin de dévoiler les dangers de cette spécialité si connue par sa réclame.)

CONTRE LES PELLICULES (Fournol.)

Faire dissoudre, dans un demi-litre d'eau tiède, gros comme une noix de *carbonate de soude* du commerce, et se laver le cuir chevelu tous les matins en se levant, avec une éponge trempée dans cette solution ; — bien sécher les cheveux au moyen d'une serviette-éponge, et finir en se frictionnant la tête avec la main pleine de la mixture suivante :

Teinture de quillaya saponaria.
Teinture de jaborandi.

parties égales — parfumez avec :

Essence de néroli.

laissez sécher.

MIXTURE POUR LES CILS.

Frictions, tous les soirs, avec gros comme un grain de blé de la mixture : cold-cream, 10 grammes, naphtol, salol et iodol, un centi- gramme de chaque. (Monin).

❧❧

PITYRIASIS CAPITIS (Monin.)

℞ Alcoolé de roses . . . . } ââ 200 grammes.
  Liqueur de Van Swieten . }
  Essence de géranium . . .   10 —
  Teinture de carthame   5   —
      M. S. A. et filtrez.

En lotions matin et soir, les cheveux étant coupés ras.

❧❧

ALOPÉCIE (Steege.)

℞ Beurre de cacao . . . .   16 grammes.
  Huile d'olives   8   —
  Tannin 3   —
  Quinine. . . . .   0 gr. 10
  Esprit de Sylvius . . . . . .   3 grammes.
      M. S. A. pour frictions.

❧❧

TRAITEMENT DE L'ALOPÉCIE (Pr Lassar.)

D'abord, désinfecter soigneusement le cuir chevelu tous les jours, pendant les premières six ou huit semaines et, plus tard, à des intervalles moins rapprochés. On lave avec du savon au goudron pendant dix à quinze minutes, puis avec de l'eau tiède et froide. On laisse sécher pendant quelque temps : après quoi on frictionne le cuir chevelu avec le mélange suivant :

Solution de sublimé (5 o/o) . 150 grammes.
Glycérine . . . . } ââ 50 —
Eau de Cologne . . . . . }

et l'ayant frotté avec de l'alcool additionné de 5 p. 100 de naphtol, on le laisse sécher et on frictionne la peau complètement dégraissée avec le liniment suivant :

Acide salicylique. . . . . . . 2 grammes.
Teinture de benjoin . . . . . 3 —
Huile de pied de bœuf Q. S. P. F. 100 —

Lassar attribue au sublimé la propriété d'exciter la peau à la production des cheveux. En effet, on constate souvent que les cheveux apparaissent ou croissent rapidement aux endroits où l'on applique des pansements au sublimé.

L'auteur préconise les mixtures suivantes contre l'alopécie :

I. Acide phénique . . . .   1 gramme.
    Soufre sublimé   5   —
    Graisse du cou du cheval . . .   50   —
    Huile de bergamote . . . . .   10 gouttes.

II. Chlorhydrate de pilocarpine .   2 grammes.
    Vaseline jaune   50   —
    Lanoline   80   —
    Huile de lavande . . . . . .   30 gouttes.

III. Chlorhydrate de pilocarpine .   2 grammes.
    Chlorhydrate de quinine . . .   4   —
    Soufre précipité   10   —
    Baume du Pérou   20   —
    Moelle de bœuf Q. S. P. F. .   100   —

En outre, il recommande d'enlever la pommade par le lavage, avant qu'elle rancisse et de n'entreprendre aucun lavage non suivi de graissage du cuir chevelu.

ALOPÉCIE (Brinton.)

Matin et soir, friction avec :

℞ Eau de roses. . . . . . }
Alcool à 80° . . . . . . } ââ 100 grammes.
Glycérine. . . . .   20 —
Teinture de capsicùm . . }
— de cantharides . } ââ 15 —
Esprit aromatique d'am- }
moniaque . . . . }
Sulfate de quinine. . . .   4 —
Parfum . . . .   *ad libitum.*
M. S. A.

POUR ACTIVER LA POUSSE DE LA BARBE (Monin.)

Se raser deux fois par semaine ; lotionner,
chaque matin, avec :

℞ Eau de Cologne . . . . . . 100 grammes.
Teinture de cantharides. . .   10 —
— de bergamote. . .   10 —
Essence de winter-green. . .   2 —
M. S. A.

SÉBORRHÉE REBELLE (Monin.)

℞ Alcoolé de guaco. . . . . . 150 grammes.
Esprit d'éther nitreux. . . .   50 —
Teinture de capsicum. . . .   30 —
Essence de néroli. . . . . .   XV gouttes.
M. S. A. pour lotions.

A l'intérieur, prendre, tous les matins, une cuillerée à soupe de :

℞ Glycérine pure. . . . . } ââ 100 grammes.
Huile de ricin . . . . . }
Essence de thym. . . . . X gouttes.
— M. S. A.

❧

FORMULE EXCITANTE CONTRE LA CHUTE DES CHEVEUX COMMENÇANTE (Hôpital Saint-Louis.)

1º Alcool camphré. . . . . . . 100 grammes.
Essence de térébenthine . . . 25 —
Ammoniaque. . . . . 3 —

Faire usage de ce mélange pour frictions quotidiennes sur le cuir chevelu. Quand les cheveux commencent à repousser, substituer à cette préparation la solution dite nº 2, dont voici la formule :

2º Alcool camphré. . . . . . . 100 grammes.
Essence de térébenthine . . . 10 —
Ammoniaque. . . . . 4 —

ou encore :

3º Alcool à 90º. . . . . 100 grammes.
Essence de bergamote. . . . 10 —
Ammoniaque. . . . . 4 —

❧

PELADE (de Molènes-Mahon.)

Le traitement consiste à couper les cheveux au ciseau, à faire des onctions avec du beurre frais et des frictions avec un liquide excitant (chloroforme et acide acétique cristallisable ââ). Ce moyen est douloureux ; on peut le remplacer par des lotions à l'aide du mélange suivant :

℞ Huile de ricin. . . . . 80 grammes.
Alcoolat de Fioravanti . . . ⎫
Teinture de cantharides . . ⎭ ââ 10 —

Laver la tête une fois par semaine avec de l'eau savonneuse ou de la décoction de Panama.

TEIGNE TONDANTE (Hallopeau.)

Epilation partielle, puis octions matin et soir avec :

℞ Vaseline. . . . . 100 grammes.
Iode métallique. . . . . . . I —
M S. A.

TRAITEMENT DU FAVUS (Jamieson.)

1° Savonner le matin avec le savon de potasse de Unna.

2° Appliquer la pommade suivante :

℞ Résorcine . . . . 4 grammes.
Lanoline. . . . . } ââ 8 —
Vaseline. . . . . }
  M. S. A.

Le plus souvent, il est bon de joindre l'épilation.

❧

TEIGNE TONDANTE (Lee.)

℞ Huile d'olives. . . . . 30 grammes.
Soufre précipité. . . . . . } ââ 4 —
Oxyde de zinc . . . . . . }
Acide phénique. . . . . 1 —
  M. S. A.

Pour frictions, matin et soir, sur le cuir chevelu préalablement rasé.

❧

ECZÉMA CAPITIS INFANTIUM (Ogilvie Will.)

℞ Beurre de cacao . . . . . . 20 grammes.
Spermaceti. . . . . 10 —
Acide salicylique . . . . . . 2 —
  F. S. A. une pommade.

❧

POMMADE TINCTORIALE NOIRE

℞ Poudre d'azotate d'argent . .   60 centigr.
   —   de chlorhydrate d'am-
             moniaque   60   —
  Axonge fraîche. 60,00
  Huile de roses. . . . . . . 8 gouttes

En faire usage comme d'une pommade ordinaire, en prenant garde aux taches sur la peau.
(Ces taches s'enlèvent aisément du reste, avec
une solution saturée de cyanure de potassium.)

❧❧

COSMÉTIQUE CONTRE L'ALOPÉCIE (Leistikoff.)

Le traitement est institué à l'aide d'un cosmétique à la chrysarobine, qui à la composi-
suivante :

℞ Chrysarobine. . . . . 30 parties.
  Colophane   5   —
  Cire jaune. 35   —
  Huile d'olives 30   —
  M. Pour f. s. a. un crayon.

Tous les soirs le malade s'enduit la totalité
du cuir chevelu avec ce cosmétique.

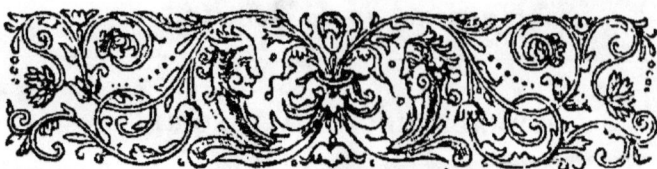

XVII

QUELQUES FORMULES DE PARFUMS

PARFUMS POUR LE MOUCHOIR (Piesse.)

℞ Essence de cèdre. . . . . .   28 grammes.
Esprit-de-vin rectifié . . .. .   56 centilitres
Esprit de rose triple. . . . .   14 —
    M. S. A.

❧❧

℞ Esprit de rose. . . . . . .   56 centilitres.
Essence de lavande. . . . .   14 —
Extrait de néroli . . . . . .   28 —
  — de vanille. . . . .   14 —
  — de vétiver. . . . . .   14 —
  — de cassis . . . .   28 —
  — d'ambre gris. . . . .   14 —
    M.

❧❧

♃ Extrait alcoolisé de vanille. . 　28 centilitres.
　　— 　　 — 　de pommade
　　à la rose. . . . . . . 　　14 　 —
　Extrait alcoolisé de pommade
　　au néroli . . . . 　　52 grammes.
　Extrait alcoolisé d'ambre gris. 　28 　 —
　Huile essentielle d'amandes . 　　5 .gouttes.
　　M.

♃ Extrait de tubéreuse . . . . 　171 centilitres.
　　— de jonquille. . . . . 　113 　 —
　　— de styrax. . . . . . 　　14 　 —
　　— de tolu. . . . . . . 　　14 　 —
　　M.

EXTRAIT ARTIFICIEL D'ŒILLET (Piesse.)

♃ Esprit de rose . . . . 　28 centilitres.
　　— de fleurs d'oranger . . 　14 　 —
　　— de fleurs d'acacia. . . 　14 　 —
　　— de vanille . . . . . . 　56 grammes.
　Essence de girofle . . . . . 　10 gouttes.
　　M.

EAU DE PORTUGAL

♃ Alcool rectifié . . . . 　4 litres 54
　Essence d'écorces d'orangers . 　225 grammes.
　　— de zeste de citron . . 　56 　 —
　　— de bergamote. . . . 　28 　 —
　　— de roses . . . . . . 　7 　 —
　　M.

ESSENCE DE LAVANDE AMMONIACALE POUR FLACON DE
POCHE.

Ces flacons, aujourd'hui très en vogue, contiennent une partie solide, constituée par du carbonate d'ammoniaque, et une partie liquide, formée par un mélange d'essences, d'alcool et d'ammoniaque. Les parfums peuvent être variés à volonté, et la formule suivante peut servir de base pour beaucoup d'autres :

℞ Alcool . . . . 250 cent. cubes.
　Essence de lavande. . . . 10　—
　　— de bergamote. . . 12　—
　　— de girofle . . . . 5　—
　　— de cannelle. . . . 5　—
　　— de rose . . . . . 1　—
　Teinture de musc . . . . 10　—
　Ammoniaque concentrée . 250　—
　　M. S. A.

EAU-DE-VIE DE LAVANDE AMBRÉE

℞ Essence de lavande Mont-Blanc . 15 grammes.
　　— de thym . . . . 2　—
　　— de Portugal . . . . . . 6　—
　　— de citron . . . . 4　—
　　— de bergamote . . . . . 4　—

Essence de romarin . . . . . . 2 grammes.
— de benjoin. . . . . . 10 —
— de quillaya saponaria . . 10 —
— de musc . . . . 10 gouttes.
— d'ambre . . . . . 2 —
Alcool à 85° . . . . 1 litre.
M.

EAU DE HONGRIE

℞ Esprit-de-vin rectifié . . . . 4 lit. 54
Essence de romarin de Hongrie 56 grammes.
— d'écorce de citron . . 28 —
— de mélisse . . . . . 28 —
— de menthe . . . . . 8 —
Esprit de roses . . . . 56 centilitres.
Extrait de fleurs d'oranger . . 56 —

SACHETS POUR LE LINGE

℞ Patchouly pulvérisé. . . . 500 grammes.
Essence de patchouly . . . 10 gouttes.
M.

℞ Pétales de roses . . . .)
Poudre de santal. . . . } ââ 300 grammes.
— de bois de Rhodes)
Essence de roses . . . . . —
M.

VINAIGRE ANTIPUTRIDE AROMATIQUE (Bully.)

℞ Eau. . . . . 7000 grammes.
    Alcool à 85° . . . . 3500 —
    Essence de bergamote. . . 30 —
       — de citron . . . . . 30 —
       — de Portugal . . . . 12 —
       — de romarin . . . . 23 —
       — de lavande . . . . 4 —
       — de néroli . . . . . 4 —
    Alcoolat de mélisse . . . . 500 —

Mêlez, agitez : vingt-quatre heures après, ajoutez :

Teinture de benjoin . . . ⎫
    — de tolu. . . . . ⎬ ââ 60 grammes.
    — de styrax . . . . ⎪
    — de girofle . . . . ⎭

Agitez de nouveau, puis ajoutez :

Vinaigre distillé . . . . . . 2000 grammes.

Après douze heures, ajoutez

Vinaigre radical . . . . . . 90 grammes.

EAU DE COLOGNE ANTISEPTIQUE (Fairthorne.)

℞ Eau de Cologne . . . . . . 350 grammes.
    Hydrate de chloral . . . . . 10 . . —
    Sulfate de quinine. . . . . . 1 —

23

Acide phénique pur . . . .   2 grammes.
Essence de lavande . . . .   1 gr. 50.
           M. S. A.

◦◦◦

DÉSINFECTANT AGRÉABLE POUR APPARTEMENTS

℞ Eau . . . .   50 grammes.
  Alcool   50   —
  Camphre   20   —
  Hypochlorite de chaux   50   —
  Essence d'eucalyptus   1   —
      — de girofle   1   —
           M. S. A.

pour faire évaporer lentement sur une assiette.

◦◦◦

EAU DE MIEL ODORANTE DE LONDRES

Eau . . . .   1 litre.
Miel . . . .   30 grammes
Essence de bergamote . . .   2   —
    — de néroli . . . . . ⎫
Teinture d'ambre . . . . . ⎬ ââ 1   —
Teinture de safran . . . . .⎭   250   —

◦◦◦

EAU DE LAVANDE ANGLAISE

Alcool rectifié . . . .   750 grammes.
Eau de roses   375   —
Essence de bergamote   4   —

Ambre gris . . . . 30 centigr.
Ammoniaque liquide . . . . . 2 grammes.
Musc . . . . 20 centigr.
Huile de lavande . . . . . 15 grammes.
Fleurs de lavande . . . . 30 —

Distillez pour obtenir 1 kilogramme de produit.

⊳⊲

EAU DE LUBIN

Alcool à 85° . . . . 850 grammes.
Benjoin . . . . 94 —
Vinaigre aromatique anglais. 31 —
Baume du Pérou . . . . . . 31 —
Essence de néroli . . . . . 2 —
Beurre de muscade . . . . . 1 —

⊳⊲

ESSENCE DE GINGEMBRE

Gingembre gris . . . . . . 1 kilogr.
— blanc . . . . . . 2 —
Alcool à 32° . . . . 36 litres.

Distillez pour obtenir 30 litres.

⊳⊲

ESSENCE DE MENTHE ANGLAISE

Essence de menthe. . . . . .   8 grammes.
Teinture de piment de la Ja-
 maïque.   30   —
Alcool à 40° 350   —
       F. S. A.

PULVÉRISATIONS ANTISEPTIQUES (Pennès.)

♃ Acide salicylique . . . . . .   30 grammes.
   Acétate d'alumine   30   —
   Alcoolé d'eucalyptus   100   —
   — de verveine.   100   —
   — de lavande   100   —
   — de benjoin   100   —
   Acide acétique   100   —
       F. S. A.

ANTISEPTIQUE AGRÉABLE (Ernst.)

♃ Essence de romarin . . . .   100 grammes.
   — de lavande . . .   25   —
   — de thym   25   —
 Acide nitrique.   200   —

Il faut agiter la bouteille avant de s'en servir, puis imbiber une éponge de ce mélange
que l'on abandonne avant l'évaporation. Les

vapeurs posséderaient la propriété de masquer
les odeurs et de détruire les miasmes.

⤛⤜

ANTISEPTIQUE PERFECTIONNÉ (Rotter.)

℞ Sublimé corrosif . . . . .   5 parties.
Chlorure de sodium. . .   25 —
Acide phénique. . . . .   200 —
Chlorure de zinc . . . ⎫ ââ
Sulfo-phénate de zinc . ⎬   500 —
Acide borique . . . . .   300 —
Acide salicylique . . . .   60 —
Thymol. . . . . . . ⎫ ââ
Acide nitrique . . . . ⎬   10 —
Eau. . . . .   100,000 —

C'est la solution forte de l'auteur. Pour
obtenir la solution faible, on laisse de côté le
sublimé et l'acide phénique. La solution reste
limpide et transparente. Les instruments d'a-
cier ne sont pas attaqués par elle. On peut
s'en servir pour laver les peignes, brosses et
autres ustensiles de toilette : car elle n'a pas
les inconvénients toxiques et détériorants du
sublimé, trop à la mode aujourd'hui.

⤛⤜

QUELLE EST LA MEILLEURE EAU DE COLOGNE ?

The Chemist and Druggist a rendu compte d'un concours original, ouvert par la maison Stephen Smith and C°. Cette maison offrait de payer un voyage de huit jours à Paris (voiture de 1ʳᵉ classe et séjour dans un hôtel de 1ᵉʳ ordre) à la personne qui aurait envoyé le meilleur échantillon d'eau de Cologne avec la formule.

219 concurrents se sont présentés ; après examen des échantillons déposés par eux, voici la formule de l'eau qui a réuni les suffrages des experts :

♃ Essence de bergamote. . .	8 grammes.
— de limons	4 —
— de néroli	20 gouttes.
— d'origan	6 —
— de romarin	20 —
Eau de fleurs d'oranger .	30 grammes.
Alcool rectifié tridistillé . .	578 cent. cubes.

❧

SELS ANGLAIS (Monin.)

♃ Acide acétique cristallisé . .	100 grammes.
Camphre raffiné	10 —

Essence de lavande . . . ⎫
— de girofle. . . . ⎪
— de cédrat . . . . ⎬ ââ 10 gouttes.
— de géranium. . . ⎭
Carmin de safranum. Q. s. pour colorer en
rose.
S. A.

❧❦

POUDRE POUR PARFUMER LE LINGE

♃ Iris de Florence	750	grammes.
Bois de rose	185	—
Calamus aromaticus. . . .	250	—
Santal citrin	125	—
Benjoin	155	—
Clous de girofle	15	—
Cannelle.	31	—

Réduire le tout en poudre et saupoudrer du
coton cardé avec cette poudre ; on en fera
de petits sachets que l'on distribuera dans le
linge.

❧❦

VINAIGRE DE TOILETTE (Monin.)

♃ Vinaigre rosat . . . . . ⎫
Alcoolé de lavande . . . ⎬ ââ 100 grammes.
— de jasmin. . . . ⎫
— de bergamote . . . ⎬ ââ 30 —
Teinture d'ambre gris . . ⎫
— de musc. . . . ⎬ ââ 10 —
M S. A.

Ne jamais employer cette préparation con-
curremment avec le savon : car elle précipite
les acides gras, qui deviennent alors très irritants pour la peau : nombre d'érythèmes ga-
gnés dans les boutiques des raseurs n'ont point
d'autre cause [1].

POUVOIR ANTISEPTIQUE DES DIVERSES ESSENCES
(Miquel.)

	Taux p. 100 des bactéries détruites.
Essence d'amandes amères . . .	99
— de thym	99
-- de cumin	95
— de menthe.	93
— de girofle	92
— de néroli	90
— de citron	88
— de lavande.	81
— de cannelle	75
— d'aspic	74
— d'eucalyptus	74
— de romarin	73
— de térébenthine	66
Camphre.	66

[1] Voir mon livre : *L'Hygiène du travail.* (Coiffeurs et perruquiers.)

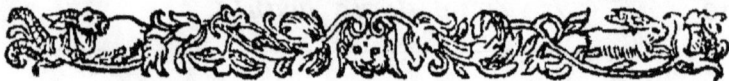

TABLE ANALYTIQUE

DES MATIÈRES

ÉVREUX, IMPRIMERIE DE CHARLES HÉRISSEY